LEICHENÖFFNUNG BEFUND UND DIAGNOSE

EINE EINFÜHRUNG IN DEN PATHOLOGISCH-
ANATOMISCHEN SEZIERSAAL
UND DEMONSTRATIONSKURS

VON

Professor Dr. HERWIG HAMPERL

PATHOLOGISCHES INSTITUT BONN

NEUDRUCK DER VIERTEN AUFLAGE

MIT 29 ABBILDUNGEN, 12 TAFELN UND 1 BEILAGE

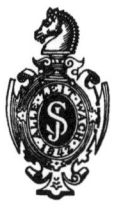

SPRINGER-VERLAG
BERLIN · HEIDELBERG · NEW YORK
1972

ISBN-13: 978-3-540-03835-1   e-ISBN-13: 978-3-642-49234-1
DOI: 10.1007/978-3-642-49234-1

Das Werk ist urheberrechtlich geschützt. Die dadurch begründeten Rechte, insbesondere die der Übersetzung, des Nachdruckes, der Entnahme von Abbildungen, der Funksendung, die Wiedergabe auf photomechanischem oder ähnlichem Wege und der Speicherung in Datenverarbeitungsanlagen bleiben, auch bei nur auszugsweiser Verwertung, vorbehalten. Bei Vervielfältigungen für gewerbliche Zwecke ist gemäß § 54 UrhG eine Vergütung an den Verlag zu zahlen, deren Höhe mit dem Verlag zu vereinbaren ist.

© by Springer-Verlag, Berlin · Heidelberg 1956, 1962, 1964, 1967, 1972. Library of Congress Catalog Card Number 64-25425.

Die Wiedergabe von Gebrauchsnamen, Handelsnamen, Warenbezeichnungen usw. in diesem Werk berechtigt auch ohne besondere Kennzeichnung nicht zu der Annahme, daß solche Namen im Sinn der Warenzeichen- und Markenschutz-Gesetzgebung als frei zu betrachten wären und daher von jedermann benutzt werden dürften.

DEM ANDENKEN MEINES LIEBEN FREUNDES
UND LEHRERS
ROBERT RÖSSLE
† 21. 11. 1956

Vorwort zur zweiten Auflage

Während die erste Auflage sich ausschließlich an den Studenten wendete, ist die vorliegende zweite Auflage um jene Hinweise erweitert worden, die auch dem jüngeren Arzt bei seiner ersten Tätigkeit im Seziersaal und der Abfassung der Befunde wertvoll sein könnten, wie Angaben über besondere Präparationsmethoden, Skizzen zum Eintragen der Befunde und Angaben über die am meisten benötigten Maße und Gewichte.

Bonn, im März 1962   H. Hamperl

Vorwort zur ersten Auflage

Die neue Prüfungsordnung verlangt: „Der Kandidat muß sich befähigt zeigen, an der Leiche die vollständige Sektion mindestens einer der drei Haupthöhlen auszuführen und den Befund sofort niederzuschreiben[1]." Das klingt so, als würde der Gesetzgeber es als unbedingt notwendig ansehen, daß jeder approbierte Arzt imstande sein müsse, eine Leichenöffnung kunstgerecht durchzuführen. Der Fach-Pathologe weiß, daß eine solche Forderung ebenso unerfüllbar ist, wie wenn man von jedem Arzt verlangte, er müsse imstande sein, jederzeit einen Magen zu resezieren: der Arzt wird in beiden Fällen gut daran tun, sich an den Fachmann zu wenden.

Die Forderung der Prüfungsordnung kann also kaum darauf abzielen, vom Studierenden ein Wissen und eine Fertigkeit zu verlangen, die sich nur in jahrelanger Übung, nicht aber in einem zweistündigen Semestralkolleg erwerben läßt — reicht doch dieses gerade aus, um ihm die einfachsten Handlungen bei der Leichenöffnung vorzuführen. Der Sinn der Prüfungsanforderung muß meines Erachtens in etwas anderem liegen: Nirgends lernt der

---
[1] Bestallungsordnung vom 15. 9. 1953, § 45.

Studierende den die ganze naturwissenschaftlich orientierte Medizin durchziehenden Unterschied zwischen der objektiven Feststellung eines gegebenen Sachverhaltes und seiner subjektiven Ausdeutung, den Unterschied zwischen Befund und Diagnose so klar zu erkennen, wie bei der Leichenöffnung, der Erfassung des Organbefundes und der sich darauf aufbauenden pathologisch-anatomischen Diagnose. In diese neue Welt wird der Studierende im pathologisch-anatomischen Sektions- und Demonstrationskurs eingeführt, und er hat bei der Prüfung zu beweisen, daß er sich in ihr bewegen kann.

Schon vor Jahren entstand der Plan, dem Studierenden für diesen wichtigen Schritt in seinem Studiengang einen Leitfaden an die Hand zu geben. Er fand seine Verwirklichung in einem Büchlein gleichen Titels, das 1944 in Prag erschienen ist. Die jetzige Fassung ist zwar wesentlich erweitert, hält aber an dem eben dargelegten Grundgedanken fest. Das Büchlein will also weder ein Kompendium der pathologisch-anatomischen Sektionstechnik, noch ein Lehrbuch der makroskopischen Diagnostik sein — für beide gibt es ausgezeichnete, empfehlenswerte Werke aus der Feder unserer besten Pathologen[1]. Bei dem vorliegenden Heftchen dreht es sich vielmehr um die Ordnung der Tätigkeit im Seziersaal, wie sie sich in den gut geleiteten deutschen Instituten entwickelt hat und wie ich sie von meinen Lehrern übernommen habe; die einfachsten Handgriffe der Obduktion sollen dem Studierenden erläutert und die Gedankengänge aufgezeigt werden, die bei der Feststellung des Befundes und dem Aufbau der Diagnose den Anfänger wie den Meister leiten müssen.

Hat der Leser aber einmal diese wesentlichen Dinge in sich aufgenommen, sind sie ein Teil seiner ärztlichen Haltung geworden, dann mag er getrost von diesem Büchlein Abschied nehmen wie von einem Führer, den man hinfort nicht mehr nötig hat, dessen man aber doch auch später noch dankbar gedenkt.

Bonn, im April 1956   H. HAMPERL

---

[1] R. RÖSSLE, Sektionstechnik, Springer-Verlag 1955. MARESCH u. CHIARI, Anleitung zur Vornahme von Leichenöffnungen, Urban & Schwarzenberg 1933. BEITZKE, Pathologisch-anatomische Diagnostik an der Leiche nebst Anleitung zum Sezieren, Springer-Verlag 1926.

Inhalt

A. Die Leichenöffnung 1
   I. Allgemeine Grundsätze 1
   II. Praktische Winke 6
   III. Ausführung der Leichenöffnung 10
      1. Äußere Besichtigung 11
      2. Hautschnitt 16
      3. Bauchsitus 18
      4. Eröffnung des Brustkorbes 19
      5. Brustsitus 21
      6. Herausnahme der Hals- und Brusteingeweide 22
      7. Sektion der Halsorgane 26
      8. Herzsektion 28
      9. Sektion der Lungen 30
      10. Abpräparation des Darmes 31
      11. Sektion der Organe des Oberbauches 32
      12. Sektion der Urogenitalorgane 35
      13. Sektion des Darmes 39
      14. Schädelsektion 40
      15. Sektion des Gehirns 46
      16. Eröffnung des Knochenmarkes 50
      17. Die Obduktion von Feten und Neugeborenen 50
      18. Entnahme von Proben 54
      19. Die Herrichtung der Leiche nach der Obduktion 55

B. Der pathologisch-anatomische Befundbericht 56
   I. Allgemeine Grundsätze 56
   II. Organbeschreibung 67
      1. Allgemeines 67
      2. Einzelne Organe 70

C. Die pathologisch-anatomische Diagnose 80
   I. Die Organdiagnose 80
   II. Die Diagnose des ganzen Falles 85
   III. Die Epikrise 87

Anhang: I. Maße und Zahlen 89
          II. Beispiele von Sektionsprotokollen 93
          III. Vorlagen zum Einzeichnen von Befunden
             (Skizzen 1—12 nach S. 100)

Als lose Beilage: Kurzgefaßte Sektionsanleitung. (In der Einstecktasche am Schluß des Buches.)

A. Die Leichenöffnung

I. Allgemeine Grundsätze

In jedem Obduzenten sollte, wenn er an den Sektionstisch herantritt, das Gefühl wach werden, daß er im Begriffe steht, eine ernste, um nicht zu sagen feierliche Handlung vorzunehmen. Ist doch die Auskunft, die uns die Toten über ihre Leiden geben sollen, der letzte Dienst, den ihr Körper uns, den Lebenden, erweist. Es ist, als sprächen sie mit den Worten Michelangelos[1] zu uns:

"Menschen waren wir ja auch,
Froh und traurig so wie ihr,
Und nun sind wir leblos hier,
Sind nur Erde wie ihr sehet.
Alles endet, was entstehet,
Alles, alles rings vergehet."

Dieses Gefühl der Ehrfurcht geht leider nur zu leicht beim alltäglichen "Sektionsbetrieb" verloren, ja manche scheinen geradezu einen Stolz darein zu setzen, jenen natürlichen Schauer, der jeden empfindenden Menschen wie von einer anderen Welt her anweht, möglichst nicht aufkommen zu lassen, so, als ob er eines Mannes unwürdig wäre. Wie schnell wäre diese Einstellung verflogen, wenn die Betreffenden Gelegenheit hätten, auch nur einige Worte mit den leidtragenden Verwandten zu wechseln!

Die Ehrfurcht vor dem toten Mitmenschen und die Rücksicht auf seine Verwandten hat unsere ganze *Haltung im Seziersaal* und auch außerhalb des Seziersaales zu bestimmen. Der Seziersaal ist nicht der Ort für ausgelassene Fröhlichkeit, in ihm soll weder gegessen noch geraucht werden, es sei denn, daß dies ein Gast tut, um besser über die ihm ungewohnten und unangenehmen Geruchsempfindungen hinwegzukommen. Auch außerhalb des Seziersaales sind Wahrnehmungen und Erfahrungen bei den Leichenöffnungen kein Gesprächsgegenstand, vor allem nicht vor Laien, denen der junge

---

[1] Siehe HUGO WOLF: Gedichte von Michelangelo Nr. 2.

Mediziner gern mit derartigen Erzählungen einen kalten Schauder einflößen möchte, ohne zu bedenken, welche Geschmacklosigkeit er damit begeht. Abgesehen davon, daß auch für den Seziersaal eine Art ärztlicher Schweigepflicht gilt, wird dadurch auch insofern Schaden angerichtet, als bei Laien nur allzu häufig auf Grund derartiger Erzählungen ganz falsche Vorstellungen vom Wesen einer pathologisch-anatomischen Leichenöffnung entstehen. Es ist nur zu begreiflich, wenn dann aus solchen Vorstellungen heraus die Zustimmung zur Obduktion verstorbener Angehöriger verweigert wird.

Aber auch im Gespräch mit Kollegen und Ärzten ist eine gewisse *Zurückhaltung hinsichtlich der Erfahrungen am Sektionstisch* am Platze. Vor allem kann man nicht eindringlich genug vor jener selbstbewußten Überheblichkeit gegenüber den klinischen Ärzten warnen, in die junge Kollegen so leicht verfallen, weil sie bei der Obduktion eine ungenaue oder falsche klinische Diagnose richtigstellen konnten. Dabei bedenken sie nicht, unter welchen Schwierigkeiten ein Arzt die Diagnose einer inneren Krankheit oft stellen muß, die der Obduzent nach Eröffnung der Leibeshöhlen auf den ersten Blick erkennt. Er ist deswegen in keiner Weise tüchtiger oder klüger als der Kliniker, sondern hat bloß Gelegenheit, mit Methoden an die Krankheit heranzugehen, die dem Kliniker verwehrt sind[1]. Nichts ist daher verfehlter, als wenn sich der Obduzent zum Richter über den Kliniker und seine diagnostischen und therapeutischen Bemühungen aufwirft. Er sollte im Gegenteil mit dankbarer Aufmerksamkeit alle Mitteilungen über den klinischen Verlauf einer Krankheit entgegennehmen und bereit sein, jeder Frage eines Klinikers — mag sie ihm noch so unberechtigt oder unbegründet erscheinen — ernstlich nachzugehen. „Der Kliniker hat immer Recht" sollte sein Leitsatz sein, natürlich nur bis zum

---

[1] Hier ist vielleicht der Ort, eine alte Prager Anekdote vor der Vergessenheit zu retten, die dies recht treffend beleuchtet. Hofrat v. JAKSCH, der berühmte Internist, mußte es einmal bei der Obduktion eines seiner Kranken erleben, daß die klinische Diagnose sich als vollkommen falsch erwies. Zunächst etwas betroffen, faßte sich v. JAKSCH aber bald und hielt seinem Freund, dem bekannten Pathologen GHON, eine Zündholzschachtel hin mit der Frage: „Was ist in dieser Schachtel drinnen?" „Was soll denn anderes drinnen sein als Zündhölzer?" antwortete GHON. „Fehldiagnose!" versetzte v. JAKSCH, indem er die Schachtel mit einem schlauen Lächeln öffnete und sie dem überraschten GHON zeigte. „Nur Reißnägel!"

Beweis des Gegenteils. Bloß die vertrauensvolle Zusammenarbeit zwischen beiden, Kliniker und Pathologen, ergibt erst jene restlose Aufklärung eines Krankheitsfalles, die man immer anstreben sollte. So sehr man also die Anwesenheit eines interessierten Klinikers am Obduktionstisch begrüßen wird, so sehr muß man sich aber hüten, ihn *auf den Gang der Obduktion Einfluß nehmen* zu lassen. Nur allzu leicht wird nämlich ein gefälliger Obduzent dazu verführt, von dem gewohnten Gang der Leichenöffnung abzuweichen, um ein den Kliniker besonders interessierendes Organ außerhalb der Reihenfolge und gegen alle Regeln zu sezieren. Werden aber dabei wichtige Zusammenhänge zerstört, so trifft nie den Kliniker die Schuld, sondern nur den Obduzenten, der nicht fest genug auf dem Recht bestand, nach seiner Weise zu verfahren. Würde sich ein Chirurg vom Internisten das Operationsverfahren vorschreiben lassen?

Unsere Grundeinstellung zu dem Toten und seinen Verwandten wird sich auch in Einzelheiten der Obduktion auswirken insofern, als wir alles vermeiden, was zu groben *Verunstaltungen des Leichnams* führen könnte. Insbesondere verbieten sich Schnitte an Gesicht und Händen. Ist aber einmal ein weitergehender Eingriff, wie etwa die Herausnahme von Knochen des Schädels notwendig, so erwächst uns die Verpflichtung, die ursprünglichen äußeren Verhältnisse so wiederherzustellen, daß von den Maßnahmen der Leichenöffnung nichts mehr zu sehen ist.

In jedem pathologischen Institut hat sich eine bestimmte *Methode der Leichenöffnung* als Regel herausgebildet. Dies ist schon deswegen nötig, weil ja auch den Studenten im pathologischen Sektionskurs von den Dozenten und Assistenten des Instituts eine einheitliche Obduktionstechnik übermittelt werden muß. Jede der verschiedenen Methoden hat ihre Vor- und Nachteile, so daß es also kein ideales und deshalb überall eingeführtes Verfahren gibt. Die im nächsten Abschnitt geschilderte Methode kann daher auch nur für die Verhältnisse des Bonner Institutes Gültigkeit beanspruchen. So verschieden aber die an den einzelnen Instituten geübten Obduktionsmethoden auch sein mögen, gewissen grundsätzlichen Forderungen müssen sie alle Rechnung tragen.

Eine sehr wesentliche Forderung besteht darin, daß die präparatorische Behandlung der Organe so vor sich gehen soll, daß man auch später noch immer imstande ist, die wichtigsten krankhaften

Zusammenhänge aufzuzeigen. Dem ist schon die Schnittführung durch die Organe insofern angepaßt, als wir z.B. Leber, Milz oder Nieren nicht mit einem Schnitt in zwei Teile zerlegen, sondern immer eine Parenchymbrücke stehen lassen, die gewissermaßen als Scharnier dient, wenn wir dem Organ durch Zusammenklappen der Schnittflächen wieder die ursprüngliche Größe und Form geben wollen. Dabei ist eine große glatte Schnittfläche, sogar wenn sie falsch angelegt wurde, vorteilhafter als zahlreiche kleine, in der richtigen Richtung durchgeführte Schnittchen. Außerdem erlauben große glatte Schnittflächen eine viel bessere Beurteilung der Organzeichnung und -farbe.

Besonders wichtig ist es immer, die *bei einer Operation gesetzten Zusammenhänge* darzustellen und zu erhalten: Was der Chirurg verbunden hat, soll der Pathologe nicht trennen. Man schneidet also nicht durch eine Anastomose, sondern an ihr vorbei, umschneidet eine Laparatomiewunde, statt sie zu eröffnen usw.

Dem Bestreben, Organzusammenhänge, wie etwa die abführenden Wege der Drüsen, möglichst zu erhalten, und zwar besonders dann, wenn sie Sitz irgendwelcher krankhafter Veränderungen sind, steht der Wunsch gegenüber, die einzelnen *Organe zu isolieren*, damit sie im ganzen bequem betrachtet, gemessen und gewogen werden können. Zwischen diesen einander entgegengesetzten Anforderungen wird in den verschiedenen Obduktionsmethoden ein Ausgleich versucht, der bald mehr dem einen, bald mehr dem anderen Standpunkt Rechnung trägt. Darüber ist man sich aber einig, daß Verbindungen zwischen den Organen soweit irgend möglich erst dann durchtrennt werden sollten, wenn man sich überzeugt hat, daß dabei keine krankhaften Veränderungen zerstört werden. In der Praxis wird das bedeuten, daß man z.B. zuerst den Ductus choledochus und eventuell die übrigen Gebilde im Ligamentum hepatoduodenale auf ihre Wegsamkeit prüft, bevor man die Leber am Hilus abtrennt und einschneidet.

Alle die verschiedenen Obduktionsmethoden stellen nur die *Grundregeln* dar, die der Obduzent, besonders der junge, zunächst einmal beherrschen muß, damit er von ihnen je nach den besonderen Gegebenheiten des Einzelfalles *abweichen* kann. Erst die genaue Kenntnis der Regel kann ihm diese Freiheit geben. Die Behauptung ist nicht zu gewagt, daß der erfahrene Obduzent kaum je eine Leichenöffnung durchführt, die in allen Einzelheiten jenen Regeln entspricht, welche also gewissermaßen nur für einen Idealfall Geltung haben.

Die Aufstellung fester Regeln, wie bei der Obduktion zu verfahren sei, hat aber noch einen Vorteil: Sie verhindert, daß wichtige Verrichtungen bei der Leichenöffnung vergessen werden, oder gar Organe nicht zur Darstellung gelangen. Stehen wir doch auf dem Standpunkt, daß eine *Obduktion immer vollständig zu sein habe*. Ebenso wie ein Kliniker nicht bloß die Leber oder das Herz untersucht, sondern immer den ganzen Menschen, so muß auch der pathologische Anatom grundsätzlich auf die Vollständigkeit der Leichenöffnung Anspruch erheben. Leider hat sich sehr zum Schaden einzelner Fächer die Gewohnheit herausgebildet, nur ein „interessantes" Organ zu untersuchen, ja überhaupt nur dieses Organ aus der Leiche zu entnehmen. Interessant ist letzten Endes aber ein Organ nur im Zusammenhang mit dem Gesamtorganismus. Man lehne daher solche „Teilsektionen", wenn nicht ganz zwingende Gründe vorliegen, grundsätzlich ab.

Im Obduktionskurs soll dem Studierenden eine Methode gelehrt werden, die ihn befähigt, später einmal, wenn es notwendig sein sollte, eine Leichenöffnung regelrecht durchzuführen. Da diese kaum je in den geregelten und darauf eingespielten Verhältnissen eines pathologischen Institutes oder einer Prosektur vor sich gehen dürfte, ergibt sich die Forderung, alle Handgriffe bei der Leichenöffnung so einzurichten, daß sie der Obduzent möglichst *allein und unabhängig von jeder fremden Hilfe* durchzuführen vermag.

Dabei müssen wir uns aber darüber im klaren sein, daß die Ausführung der Obduktion nur der erste, allerdings wichtigste Schritt zur pathologisch-anatomischen Aufklärung eines Krankheitsfalles darstellt. So gut wie unerläßlich ist die *nachfolgende histologische Untersuchung* einzelner Organe; in vielen Fällen wird man auch noch eine bakteriologische, serologische oder chemische und andere Untersuchungsmethoden anwenden müssen, um einen Krankheitsfall ganz aufzuklären. Die Zeiten sind vorbei, in denen *ein* Mann, der Obduzent, selbst alle diese Methoden durchführen konnte — heute ist er vielfach nur der Koordinator in den Bemühungen seiner Helfer, von dessen Ein- und Übersicht allerdings das meiste abhängt.

Deshalb sollte eine *Leichenöffnung dem Fachpathologen überlassen* werden, der ja heute in der Zeit der schnellen Verkehrsmittel überall zur Verfügung stehen kann. Ist die Heranziehung eines Fachpathologen zur Leichenöffnung aber unmöglich, so schicke man ihm zur mikroskopischen Untersuchung nicht zu kleine Organstücke, die man in achtfach verdünntem, käuflichem Formalin fixieren kann. Gewebe, die 2—3 Tage in dieser Flüssigkeit gelegen haben, kann man „trocken" abschicken, wenn man sie in ein feuchtes Tuch oder Watte einhüllt und dieses dann mit Batist verpackt.

II. Praktische Winke

Schließlich seien noch einige praktische Winke für den angehenden Obduzenten angefügt.

1. Wenn man eine Obduktion vorzunehmen hat, *widerstehe man der Versuchung, sofort das Messer* zu ergreifen und die Leibeshöhlen zu eröffnen, so sehr auch vielleicht ein interessierter Kliniker darauf dringen mag. Man suche vielmehr zuerst, soviel wie möglich aus der Krankengeschichte des Verstorbenen zu erfahren, sein Alter, seinen Beruf usw., Dinge, die vielleicht den Gang der Obduktion ganz entscheidend beeinflussen können.

2. Aber auch wenn uns alles Wünschenswerte aus der Vorgeschichte bekannt sein sollte, hat das Messer noch zu warten; man muß sich Zeit nehmen, das Äußere der Leiche genau zu untersuchen, weil man später, wenn die wichtigen Befunde an den inneren Organen die Aufmerksamkeit ganz fesseln, nur allzu leicht die weniger auffälligen äußeren Veränderungen vergißt. Deshalb soll man es sich auch zur Regel machen, *an der äußeren Haut festgestellte Veränderungen,* besonders auch an den Extremitäten *sofort einzuschneiden* und eventuell Stückchen zur histologischen Untersuchung zu entnehmen.

3. Wenn man auf Eiter oder eitrig getrübte Flüssigkeit stößt, mache man sofort mit einem für diese Zwecke bereitgehaltenen sterilen Tupfer einen *Objektträgerabstrich*, den man lufttrocknen läßt; er kann leicht sofort nach Gram oder mit Methylenblau zur Feststellung von Bakterien

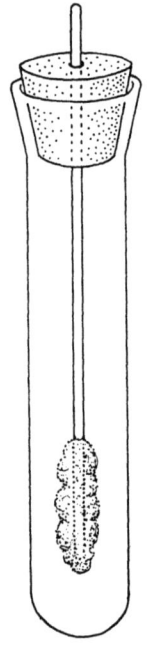

Abb. 1. Röhrchen mit Tupfer zur Abnahme von Proben

gefärbt werden. Auch außerdem ist ein anderer steriler Tupfer mit der fraglichen Flüssigkeit zu beladen und in einem sterilen Röhrchen aufzubewahren, damit eine Kultur angelegt werden kann. Da das Material von Leichenorganen besonders häufig bakteriell verunreinigt ist, erweist sich mitunter der sofortige Abstrich wesentlicher als die nachher unbrauchbare Kultur.

4. Das *Abspülen der Organe* und ihrer Schnittflächen mit Wasser ist wünschenswert und besonders bei reichlichem, jede Einsicht verdeckenden Blutgehalt durchaus notwendig. Man vermeide aber ein längeres Baden und Waschen der Organe, weil es die Organfarbe und vielfach auch die Feinheiten des Organbaues verändert.

5. Dagegen soll man sich keine Beschränkung im Wasserverbrauch auferlegen, wenn es sich darum handelt, den *Obduktionstisch sauber zu halten*, ihn von Blut, Galle und Darminhalt zu reinigen. Besonders trifft dies für die Ränder des Tisches zu, an die sich die Zuschauer so gerne anlehnen. Die wenigen Minuten, die man der Sauberkeit seines Obduktionstisches widmet, hindern den flotten Fortgang der Obduktion nicht und werden auch vom ungeduldigsten Zuschauer gern ertragen.

6. Überhaupt halte man *auf dem Obduktionstisch Ordnung*: Die im Augenblick nicht benützten Instrumente gehören an eine bestimmte Stelle des Tisches, die obduzierten Organe werden möglichst bald in Schalen gesammelt. Nichts ist mehr geeignet, einen abstoßenden Eindruck von einer Leichenöffnung zu erwecken als ein Obduktionstisch, auf dem Blut, Darminhalt, Instrumente und Organe in buntem Durcheinander herumliegen und ein Obduzent selbst nicht mehr weiß, wo er seine Scheren und Pinzetten gelassen hat, bis er sie schließlich in einer eröffneten Körperhöhle oder unter einem Organ findet.

7. Der Obduzent *steht* während der Obduktion grundsätzlich *auf der rechten Seite der Leiche* und verläßt diesen Platz nur zu ganz bestimmten Verrichtungen, wie etwa der Sektion des Kopfes. In der Tat kann man fast die ganze Leichenöffnung von dieser Stelle aus ausführen, so daß ein ständiger unruhiger Platzwechsel während der Obduktion unnötig ist.

8. Die *Reinlichkeit*, deren wir uns zu befleißigen haben, betrifft nicht bloß den Obduktionstisch, sondern auch den Obduzenten selbst. Bei richtiger Ausführung der Leichenöffnung soll es nicht vorkommen, daß Unter- oder sogar Oberarme beschmutzt werden,

daß Mantel, Schürze oder der Fußboden mit Blut und anderen Flüssigkeiten bedeckt sind. Die aus alten Tagen stammende Kunde von einem großen Pathologen, der eine Obduktion, ohne sich auch nur im geringsten zu beschmutzen, im Frack vornahm, ist wahrscheinlich eine Legende, aber doch eine gut erfundene Legende, die uns ein schwer zu erreichendes Ideal vor Augen stellt.

9. Bei *Anwendung der Messer* trachte man immer, die ganze Schneide auszunützen. Ein ziehend benütztes, stumpfes Messer schneidet noch immer besser als ein bloß gedrücktes Messer mit scharfer Schneide. Deshalb nehmen wir auch unsere Messer zum Unterschied vom Normal-Anatomen in die ganze Hand und bewegen beim Schneiden den Oberarm, wobei das Handgelenk mehr oder minder fixiert bleibt. Eine Ausnahme macht nur das zu feineren Präparationen benützte Skalpell, welches wir wie einen Federstiel halten und aus dem Handgelenk bewegen.

10. Auch eine stumpfe *Schere* ist noch halbwegs verwendbar, wenn man die Blätter nahe dem Gelenk benützt. Auf jeden Fall fasse man die Schere so, daß durch das eine Loch der Daumen, durch das andere der vierte Finger gesteckt wird. Die Spitze des zweiten Fingers ruht dann auf dem Gelenk und verbürgt uns die sichere Führung des Instrumentes.

11. Die *Sondierung* von Hohlorganen soll nie mit Gewalt, sondern mit Feingefühl vorgenommen werden. Kommt man mit der gewöhnlichen Knopfsonde nicht weiter, etwa, weil sie sich in einer Falte gefangen hat, so hilft es oft, wenn man die Sonde 1 cm von ihrem Ende etwas abwinkelt und sie beim Vorschieben dreht.

12. Vor einer Infektion am Sektionstisch schützen am besten die üblichen, das untere Drittel des Unterarmes bedeckenden *Gummihandschuhe*, zumindest so lange sie dicht sind. Man muß sich daher darüber klar sein, daß ein schadhafter Gummihandschuh schlechter ist als gar kein Gummihandschuh, da durch das Loch infektiöses Material eindringen kann und dann geradezu in die Haut einmassiert wird. Bemerkt man also während der Obduktion ein Loch im Handschuh, dann ziehe man ihn sofort aus.

Die Benützung von Gummihandschuhen bringt aber auch Nachteile mit sich. Das Tastgefühl wird abgestumpft durch die dicke Gummischicht, wie sie gewöhnlich die bei Obduktionen benützten Handschuhe aufweisen. Will man dann etwa einen kleinen Primäraffekt in einer kindlichen Lunge erfühlen, dann zieht man besser die Handschuhe für einen Moment aus. Dem Ungeübten entgleiten auch die Organe zwischen den durch die Handschuhe nunmehr schlüpfrig gewordenen Fingern. Man hat, um dies zu verhüten, die Handfläche bei den Gummihandschuhen aufgerauht oder mit Noppen versehen, wodurch aber wieder das Tastgefühl noch mehr beeinträchtigt wird. Dasselbe gilt in vermehrtem Maße für Zwirnhandschuhe, die oft über den Gummihandschuhen getragen werden, um die Schlüpfrigkeit herabzusetzen und die Organe besser halten zu können. Außerdem durchtränken sie sich schon nach kurzer Zeit mit den Körperflüssigkeiten, so daß ihr Anblick mit fortschreitender Obduktion immer unerfreulicher wird; auch sind sie nach der Obduktion schwer mit der nötigen Gründlichkeit zu reinigen. Ich halte es daher für besser, den angehenden Obduzenten gleich an die Benützung von glatten, dünnen Gummihandschuhen zu gewöhnen, wie er sie später in der ärztlichen Praxis und bei chirurgischen Eingriffen wird benützen müssen.

Stehen keine Gummihandschuhe zur Verfügung, dann fettet man die Hände vor der Obduktion mit gewöhnlicher Vaseline ein und achtet darauf, daß infektiöses Material nicht auf der Hautoberfläche eintrocknet, was man am besten durch wiederholtes Abspülen der Hände erreicht. Vergessen wir nicht, daß ganze Generationen von Pathologen vor der Einführung von Gummihandschuhen auf diese Weise sezierten!

13. Hat man sich aber mit oder ohne Gummihandschuhe geschnitten, so ist die Leichenöffnung sofort zu unterbrechen. Auch die kleinsten, *am Sektionstisch erlittenen Wunden* stellen wegen der Anwesenheit reichlicher, infektionstüchtiger Keime immer ein ernstes Vorkommnis dar, das sogar zum Tode führen kann. Man tut am besten, die Wunde schonend auszupressen und mit Jodtinktur zu betupfen, die in keinem Seziersaal fehlen sollte. Erst wenn man neue Handschuhe angezogen hat, kann die Obduktion wieder fortgesetzt werden. Am gefährlichsten sind die wenn auch nur ganz oberflächlichen Schnitt- und Ritzwunden, die man kaum bemerkt, weil sie wenig schmerzen und auch nach einigen Stunden oder Tagen keinerlei Reaktion zeigen. Von ihnen aus kann es trotz ihrer örtlichen Reaktionslosigkeit zu einer sehr schnell verlaufenden Lymphgefäßentzündung kommen, die an den roten, unter der Haut des Armes sichtbaren Streifen zu erkennen ist. Gewöhnlich tritt sehr bald Fieber, ja auch Schüttelfrost ein als Zeichen dafür,

daß Streptokokken in die Säfte des Körpers vorgedrungen sind. Dann ist es höchste Zeit, sich in fachkundige Behandlung zu begeben.

Im allgemeinen viel harmloser sind die durch Staphylokokken hervorgerufenen Follikulitiden, besonders an den Fingern und am Unterarm entsprechend dem Rand der Gummihandschuhe. Sie entwickeln sich langsamer und führen zu einer örtlichen Entzündung und Schwellung. Nach einer gewissen Zeit entleert sich dann der Eiter, und Heilung tritt ein.

III. Die Ausführung der Leichenöffnung

Die im folgenden mitgeteilte Obduktionstechnik stellt eine freie Kombination der Verfahren dar, wie ich sie im Wiener Pathologischen Institut unter MARESCH und im Berliner Pathologischen

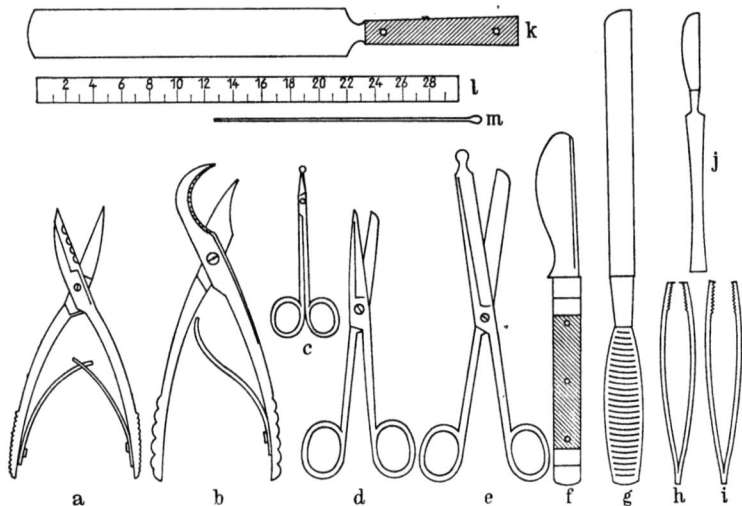

Abb. 2. a Kinderschädelschere; b Knorpelzange; c Coronarschere; d Organschere, e Darmschere; f Organmesser; g Parenchymmesser; h chirurgische Pinzette; i anatomische Pinzette; j Skalpell; k Gehirnmesser; l Maßstab; m Sonde

Institut unter RÖSSLE kennengelernt habe. Im Rahmen dieser Einführung mag es genügen, den Gang einer unkomplizierten Obduktion etwas ausführlicher zu schildern, deren Handgriffe von Studierenden leicht erlernt werden können. Besondere Präparationen, die weniger für den Studenten bzw. Examenskandidaten wichtig sind, sondern mehr den jungen Mitarbeiter eines Pathologischen Institutes angehen, sind in Kleindruck gesetzt. Außerdem ist dem Büchlein als loser Anhang eine kurze, schlagwortartige Darstellung der Obduktionsmethode beigegeben, die zwei Zwecken dienen soll: Einmal hat die Erfahrung gezeigt, daß der Studierende gern solche Erinnerungsstützen in den Obduktionssaal mitnimmt, wenn er eine Leichenöffnung selbst ausführen soll oder einer beizuwohnen hat; zum anderen bietet der breite freie Rand Platz genug für Notizen und Anmerkungen über ein eventuell ortsübliches anderes Vorgehen bei der Obduktion.

Schließlich sind als Anhang noch einige kurze Angaben über Gewichte und Maße von normalen Organen beigegeben.

Über die hauptsächlich bei der Leichenöffnung verwendeten Instrumente orientieren Abb. 2 und 3.

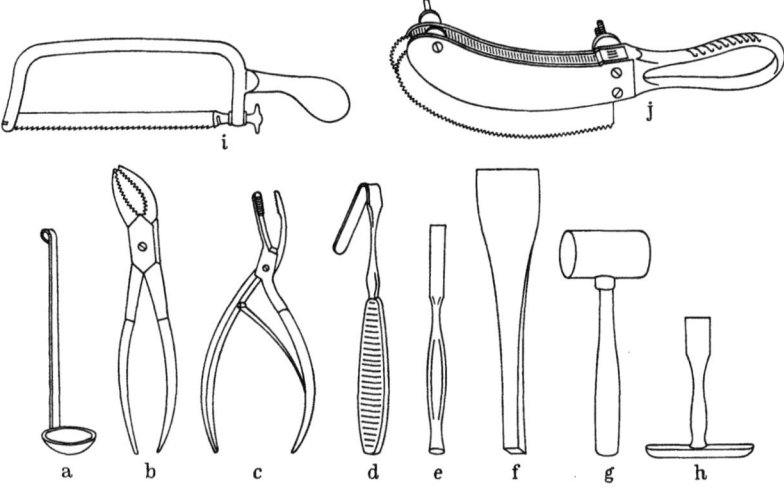

Abb. 3. a Schöpflöffel; b Faßzange zur Eröffnung des Wirbelkanals; c Dura-Faßzange: d Haken zur Präparation des Halses und des Mundbodens; e Meißel zur Eröffnung des Mittelohrs; f Meißel zum Abschlagen der Wirbelkörper; g Holzhammer; h Schädelsprenger; i Knochensäge; j Doppelsäge zur Eröffnung des Wirbelkanals

1. Äußere Besichtigung

Bei *gerichtlichen* Leichenöffnungen ist die äußere Besichtigung von allergrößter Wichtigkeit, z.B. wegen der Feststellung von Spuren eventueller Gewalteinwirkung, Todeszeit, Identität der Leiche usw. Alle diese Fragen interessieren den Pathologen weniger, der es ja fast ausschließlich mit unter den Augen der Ärzte Verstorbenen zu tun hat. Der Pathologe sucht bei der äußeren Besichtigung vielmehr nach den Spuren tiefer sitzender Krankheiten, nach Zeichen also, die ihm für den Gang der Leichenöffnung Hinweise zu geben vermögen. Trotzdem soll aber er nie vergessen, auch auf diejenigen Dinge zu achten, die vielleicht später einmal mehr gerichtsmedizinisches Gewicht erhalten könnten. Wunden, auch Operationswunden, alte Narben und dergleichen können noch nach Jahren in Gutachten bedeutungsvoll werden. Es ist daher zu empfehlen, sie in eine der Skizzen des Anhanges einzuzeichnen.

Es ist geradezu eine Pflicht des Obduzenten, die eigene Bequemlichkeit und die der Sektionsgehilfen zu überwinden und vor der Obduktion *jede Leiche vollkommen umzudrehen,* um den Rücken genau betrachten zu können — auch wenn die in ihrer Zeit sehr pressierten klinischen Ärzte schon auf die Eröffnung der Leibeshöhle zu drängen scheinen. Was man im Anfang unterläßt, ist später kaum mehr nachzuholen oder wird überhaupt vergessen.

Zunächst sucht man, einen allgemeinen Eindruck vom Zustand der Leiche zu bekommen (a), dann geht man in Einzelheiten ein (b), indem man die Leiche systematisch vom Kopf bis zu den Füßen besichtigt.

a) Allgemeiner Eindruck. Darunter verstehen wir das Aussehen und den Konstitutionstypus, den Ernährungs- und Erhaltungszustand der zu obduzierenden Leiche.

Bei der Festlegung des *Konstitutionstypus* muß man besonders vorsichtig sein, weil ja ein längeres Krankenlager die sichtbaren Zeichen eines Typus weitgehend verwischen kann. Sicherer ist es auch hier, objektiv faßbare, am besten meßbare Werte anzugeben, wie etwa das Gewicht und die Länge der Leiche, Maße, die ja auch für die Beurteilung des Ernährungszustandes von Wichtigkeit sind.

Gewöhnlich wird der *Ernährungszustand* von fetten Personen als „gut" oder sogar „sehr gut", von mageren Leichen dagegen als „schlecht" bezeichnet, Werturteile, die zumeist grundfalsch sind. Bei Individuen mit reichlichem Fettansatz ist dieser gewöhnlich nicht Zeichen einer guten Ernährung, sondern einer bereits krankhaften Fettsucht. Auf der anderen Seite braucht ein magerer, muskulöser Körper keineswegs auf schlechte Ernährung zurückzuführen sein, man denke bloß an die mageren, leptosomen

Sportlertypen! Statt der bewertenden Aussage ist es besser, Zahlen wie z.B. über die Dicke des subcutanen Fettpolsters zu bringen (siehe unten).

Der *Erhaltungszustand* der Leiche hängt von verschiedenen Umständen ab, wie von der Zeit, die nach dem Tode verstrichen ist, von der Art der Aufbahrung der Leiche und von der Grundkrankheit. Die Fäulnis bzw. die Durchsetzung mit Fäulniskeimen nimmt ihren Ausgang hauptsächlich von den im großen Bakterienreservoir des Darmes vorhandenen Mikroorganismen. Sie äußert sich zunächst einmal mit einer starken Gasentwicklung in den Darmschlingen selbst, die dadurch hochgradig aufgebläht werden und die Bauchdecken ballonartig vorwölben. Mit der Ausbreitung der Keime greift die Gasbildung auf die Organe (Schaumorgane!), ja auch auf die Haut über, an der man Gasknistern tasten kann (Fäulnisemphysem). Die Zersetzung des Eiweißes betrifft auch das Hämoglobin, das in das schmutzig-graugrüne Schwefelhämoglobin umgewandelt wird. Es tritt in Form der grünlichen Fäulnisflecke, besonders im Bereich der Bauchdecken, in Erscheinung.

Eine praktische Regel ist es, bei den weiteren Feststellungen von außen nach innen vorzugehen, d.h. mit der Haut zu beginnen und über Fettpolster und Muskulatur bis zu den Knochen vorzudringen.

An der Haut suchen wir vor allem nach den *Totenflecken*, die sich gewöhnlich am Rücken befinden, und versuchen, sie mit dem Finger wegzudrücken. Sind die roten Blutkörperchen noch intakt, dann kann man das ganze Blut aus den im Bereich der Totenflecke überfüllten Capillaren wegdrücken, d.h. über die bestehenden Anastomosen verschieben. Sind die roten Blutkörperchen dagegen bereits hämolysiert, so ist der Blutfarbstoff aus den Gefäßen in die Umgebung ausgetreten und nicht mehr wegdrückbar.

Bei dieser Gelegenheit stellen wir auch gleich fest, ob die Haut noch warm ist oder bereits *Leichenkälte* zeigt und eine *Cutis anserina* infolge einer Kontraktion der Arrectores pilorum vorhanden ist.

Über die Dicke des *Fettpolsters* orientieren wir uns, solange wir noch keinen Einschnitt gemacht haben, indem wir versuchen Hautfalten abzuheben, wobei dann eine Falte jeweils etwa der doppelten Dicke des subcutanen Fettpolsters entspricht.

An der Skeletmuskulatur prüfen wir ihre Ausbildung und die *Totenstarre*, indem wir versuchen, die Gelenke zu bewegen. Man beginnt dabei mit der Kiefermuskulatur bzw. dem Kiefergelenk, indem man versucht, den Mund zu öffnen. Dann werden Ellbogen- und Schultergelenke, schließlich Knie- und Hüftgelenke geprüft.

Es ist eigentlich Aufgabe derjenigen, die bei Eintritt oder kurz nach dem Eintritt des Todes zugegen waren, darauf zu achten, daß die *Totenstarre der Muskulatur bei einer solchen Stellung der Gelenke sich entwickelt, die für eine spätere Aufbewahrung der Leiche günstig ist*. Die Augenlider sollen geschlossen sein — ,,man drückt dem Toten die Augen zu", indem man die oberen Lider möglichst herunterzieht und nötigenfalls in dieser Stellung fixiert. Der Mund soll geschlossen sein, wenn nötig dadurch, daß man das Kinn durch eine Schlinge aufbindet. Die Arme werden über der Brust gekreuzt. Aus der Ausbildung der Leichenkälte, der Totenflecke und der Totenstarre lassen sich bekanntlich gewisse Schlüsse auf die seit dem Eintritt des Todes abgelaufene Zeit ziehen.

Den *Knochenbau* beurteilt man am besten dort, wo die Knochen von wenig Muskulatur oder Fettgewebe bedeckt sind, also an den Händen. Er kann z.B. plump oder zart sein.

b) *Systematische Besichtigung*. Die systematische Besichtigung beginnt am Kopf und endet bei den Füßen. Als erstes werden am *Kopf* Dichte, Farbe, Begrenzung und etwaige Besonderheiten der Behaarung festgestellt. Dann spreizt man die Augenlider, um die Enge oder Weite der Pupillen zu beurteilen, wobei immer beide Augen zu untersuchen sind, um etwaige Pupillendifferenzen festzustellen. An den normalerweise reinweißen Skleren sind auch feinste Farbänderungen leicht zu erkennen, wie z.B. eine beginnende Gelbsucht. Ist längere Zeit nach dem Tode verstrichen, so ist die Cornea getrübt und infolge Flüssigkeitsverlust eingesunken, das Auge ist ,,gebrochen". Um die Conjunctiva, insbesondere ihren Blutgehalt zu beurteilen, ziehen wir das untere Augenlid herunter oder schlagen das obere Augenlid um, vergessen aber nicht die Lider wieder zu schließen (siehe oben). Nase und äußere Ohröffnung sind auf das Abfließen von Sekret oder die Spuren von eingetrocknetem Sekret zu untersuchen. Dann trachtet man, den Mund zu öffnen, um sich ein Bild zu verschaffen über den Zustand des Gebisses und der Mundschleimhaut an den Lippen und Alveolarfortsätzen. Manchmal ist die Totenstarre im Bereiche des Mundes so stark, daß man ein eigenes Instrument benutzen muß, um die Zahnreihen auseinanderzudrücken.

Am *Hals* tasten wir nach der Schilddrüse und achten auf das Vorhandensein von vergrößerten Lymphdrüsen, die man leicht durch die Haut hindurch spürt. Supraclavicular- und Axillargruben werden wie bei der klinischen Untersuchung ausgetastet. Daran schließt man gleich die Besichtigung der Arme.

Am *Brustkorb* beurteilen wir seine Wölbung, wobei die Feststellung des epigastrischen Winkels hilft, der normalerweise spitz ist. Wir überprüfen ihn, indem wir beide Hände flach auf den Brustkorb legen und die Daumen so an den Rippenbogen pressen, daß ihre Spitzen in der Mittellinie, d.h. am Scheitel des epigastrischen Winkels sich berühren. Die Mammae werden auf Größe und Beschaffenheit untersucht, indem man sie durch die Finger gleiten läßt. Man spürt dann leicht die feinen Körner der Drüsenläppchen und eventuell vorhandene gröbere, harte Einlagerungen.

Bei den *Bauchdecken* interessieren ihre Lageverhältnisse zum Brustkorb, ob sie ihn überragen, ob sie eingesunken sind. Dann betrachtet man die Behaarung, wobei man gleichzeitig noch einen Blick auf den Brustkorb und die Behaarung der Genitalien wirft: ob sie dicht ist oder fehlt, ob sie von dem Genitale in einem dreieckigen Gebiet zum Nabel reicht (männlicher Typus) oder über dem Mons Veneris mit einer queren Linie abschneidet (weiblicher Typus).

Am *Genitale* achtet man auf Narben und einen eventuell vorhandenen Ausfluß aus Harnröhre oder Scheide. Mit einem Handgriff kann man feststellen, ob sich die Hoden im Hodensack befinden oder nicht.

An den *unteren Extremitäten* fahndet man nach Varicen oder Ödemen, die sich besonders leicht und früh an den Knöcheln feststellen lassen: der Fingereindruck bleibt bestehen.

Während dieser ganzen Besichtigung achtet und beschreibt man auch jede gröbere Abweichung von der Norm. Man wird aber kaum Zeit oder Raum finden, jeden einzelnen Hautnaevus oder jede Einstichstelle nach einer Injektion schriftlich zu fixieren. Hier müssen wir uns beschränken und nehmen es in Kauf, daß unsere Obduktionen deswegen manchmal vom Gerichtsmediziner als „unvollkommen" bezeichnet werden.

Bevor wir nun erst zum Messer greifen, legen wir noch eine Stütze unter die Schultern der Leiche.

2. Hautschnitt

Bei der Führung aller Hautschnitte ist oberstes Gebot, keine bei der Aufbahrung der Leiche sichtbaren Wunden zurückzulassen. Vor allem wird man also Gesicht, Hals und Hände schonen.

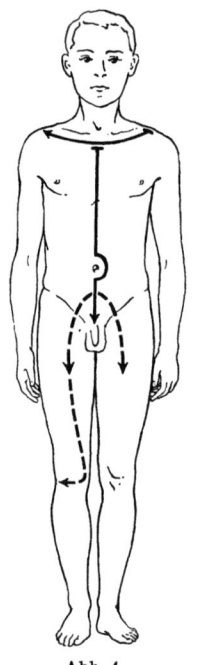

Abb. 4.
Die üblichen Hautschnitte (ausgezogene Linien). Am rechten Oberschenkel der Hautschnitt zur Entnahme des Femur (unterbrochene Linie), am linken Oberschenkel der Hautschnitt zur Freilegung der Gefäße in der Leistenbeuge (unterbrochene Linie) eingezeichnet

Man führt (siehe Abb. 4[1]) den Hautschnitt mit dem Knorpelmesser am besten von der linken Schulter etwa 1 cm unterhalb der Schlüsselbeine über das Manubrium sterni zur rechten Schulter (Kragenschnitt) und von der Mitte dieses Schnittes in der Medianlinie zur Symphyse, wobei man den Nabel rechts liegen läßt, um das Ligamentum teres nicht zu durchschneiden.

Wenn es sich darum handelt, die Gefäße des Oberschenkels im Zusammenhang mit Aorta und Vena cava aus der Leiche zu entnehmen, schneidet man nicht zur Symphyse, sondern zweigt etwa in der Mitte zwischen Nabel und Symphyse zur rechten und linken Fossa inguinalis ab und führt den Schnitt am Oberschenkel weiter (punktierte Linie in Abb. 4). Ähnlich legt man den Hautschnitt, wenn ein Femur herausgenommen werden soll — hier wird der Schnitt dann um die Patella herum weitergeführt (siehe Abb. 4 und S. 50).

Diese Schnitte sollen in einem Zug, also ohne Absetzen, nicht zögernd und nicht sägend ausgeführt werden und die Haut mindestens bis auf das Unterhautfettgewebe durchtrennen. Das erreicht man am besten, wenn man das Messer möglichst flach hält und mit

---

[1] Ein Wort zu dieser und den folgenden Zeichnungen: Der Augenblick, in dem der angehende Obduzent hilfesuchend umherblickt, ist dann gekommen, wenn er einen Schnitt in ein Organ legen soll. Deshalb sind auf den Zeichnungen die Organe nicht *nach*, sondern *vor* dem Einschneiden dargestellt, und es ist dabei angegeben, in welcher Ebene eingeschnitten werden soll (einfache schwarze Linie) oder wo ein Schnitt beginnt (|—) und wo er endet (→). Meiner früheren Assistentin, Frau Dr. E. KERN, bin ich für die Herstellung der Zeichnungen zu großem Dank verpflichtet.

seinem ganzen Bauch schneidet. Im epigastrischen Winkel vertieft man nun den Hautschnitt, indem man Fascie und eventuell Muskel in einem 5—10 cm großen Bereich vorsichtig durchtrennt und schließlich das Peritoneum eröffnet. Nun faßt man von cranialwärts mit dem zweiten und dritten Finger der linken Hand (Handfläche zum Obduzenten) in die Lücke, spreizt die Schnittränder und durchtrennt zwischen den Fingern sägend, d. h. indem man mit kleinen Zügen hin- und herfährt, die vorderen Bauchdecken in dem vorher angelegten Hautschnitt bis zur Symphyse.

Um die *Haut vom Brustkorb abzulösen*, spannt man sie zunächst über den rechten Rippenbogen, indem man mit dem Daumen der linken Hand die Schnittfläche im Epigastrium umfaßt und sozusagen nach außen über die zusammengeballten Finger herüberwälzt. Dabei zeichnet sich der Rippenbogen durch das Peritoneum hindurch deutlich ab, so daß man auf ihn durch die Bauchdeckenmuskeln einschneiden kann. Man beginnt dabei am besten vom epigastrischen Winkel: Indem man den Griff teils caudalwärts, teils kopfwärts wechselt, verlängert man den Schnitt einerseits entlang dem Rippenbogen, andererseits entlang dem Sternum. Die linke Hand rückt dabei immer weiter kopfwärts, während mit der rechten die sich anspannenden Ansätze der Brustmuskeln am Sternum durchtrennt werden. Es genügt dabei, mit dem senkrecht zur Thoraxwand bzw. zum Sternum geführten Knorpelmesser die am meisten median gelegenen Muskelansätze zu durchschneiden und dann mit flach an der Brustwand entlang geführtem Messer die hauptsächlich durch den kräftigen Zug der linken Hand bewirkte Ablösung der Weichteile zu unterstützen. Ist man kopfwärts am Kragenschnitt angelangt, so wiederholt man dasselbe Vorgehen auf der linken Brustseite. Wenn die Abpräparation gut gelungen ist, liegen die Rippen mit ihren knöchernen und knorpeligen Anteilen bloß.

Handelt es sich um eine weibliche Leiche, so schneiden wir sofort die *Mammae* von ihrer Unterfläche her mit mehreren parallelen Schnitten ein, ohne daß dabei die bedeckende Haut verletzt wird.

Abschließend wird noch die Halshaut im Kragenschnitt 1 bis 2 cm über das Manubrium sterni und die Schlüsselbeine hinauf präpariert, wobei man die Ansätze der Mm. sterno-cleidomastoidei durchtrennt. Dann legen wir das Messer weg und betrachten den

3. Bauchsitus

Zunächst stellen wir im epigastrischen Winkel die Dicke des subcutanen Fettlagers fest, die wir nun als Ergänzung der äußeren Beschreibung in Zentimetern messen können. Jetzt ist auch Gelegenheit, die durchschnittene Muskulatur der Bauchdecken und des Brustkorbes zu beurteilen. Dann wenden wir uns dem Inhalt der Bauchhöhle zu. Falls freie Flüssigkeit vorhanden ist, schöpft man sie mit einem graduierten Schöpflöffel aus oder füllt sie in ein graduiertes Gefäß, um ihre Menge zu messen. Dabei sieht man gleich, welche der Baucheingeweide „vorliegen", d.h., wie weit die Leber den Rippenbogen überragt, und wie weit das große Netz die Darmschlingen überdeckt usw. usw. Dann erst beginnt man, das große Netz aufzuheben und kopfwärts über den Brustkorb zu schlagen, um sich einen besseren Einblick in die Bauchhöhle zu verschaffen. Man geht dabei am besten von unten nach oben vor. Vom Peritoneum her prüft man mit dem Zeigefinger der linken Hand, ob er in der Gegend des Leistenbandes in Bruchpforten oder Bruchsäcke einzuführen ist. Durch Emporheben der Dünndarmschlingen verschafft man sich einen Blick in den Douglasschen Raum; anschließend suchen wir die Appendix und bestimmen ihre Lage zum Coecum. Mit einem Griff überzeugt man sich, ob die Milz an richtiger Stelle liegt. Zuletzt wird der Stand des Zwerchfells geprüft, indem man mit der rechten Hand (Handfläche zum Obduzenten) zunächst rechts, dann links, unter dem Rippenbogen eingeht und versucht, die Zwerchfellkuppe an die vordere Brustwand anzudrücken. Mit der linken Hand zählt man dann die Rippen oder Intercostalräume ab, die die Fingerspitzen der rechten Hand von innen her erreicht haben. Bei diesem Abzählen darf man nicht vergessen, daß die erste Rippe gewöhnlich unter dem Schlüsselbein versteckt liegt und man also von der zweiten Rippe ab zu zählen beginnt. Ein tiefer Zwerchfellstand kann durch Exsudat oder Luft in der Brusthöhle, ein hoher durch Kollaps der Lunge hervorgerufen sein.

Bei Pneumothorax hat man bei Betasten des Zwerchfells von unten her das Gefühl eines schlecht gefüllten Gummiballes. Um den Pneumothorax sicher nachzuweisen, füllt man den Raum zwischen der Brustwand und der abpräparierten Brusthaut mit Wasser, wobei der Sektionsgehilfe dafür sorgt, daß das Wasser nicht über den Rippenbogen in das Abdomen abfließt. Wenn man jetzt unter Wasser auf einen Zwischenrippenraum mit einem Messer einsticht, entweicht Luft in großen Blasen.

4. Eröffnung des Brustkorbes

Zur 4. Eröffnung des Brustkorbes müssen wir die Rippen durchtrennen und das Sternum im Sternoclaviculargelenk exartikulieren. Das geschieht auf folgende Weise: Man setzt mit dem Knorpelmesser 1 cm einwärts, d.h. gegen das Sternum zu, von der Knorpel-Knochengrenze jeweils an der zweiten Rippe an und durchtrennt in einem Zug eine Rippe nach der anderen (siehe Abb. 5). Der Schnitt verläuft dann in einem leichten Bogen nach unten und außen und biegt dann etwa in der Höhe der sechsten Rippe nach medial ab, um den Rippenbogen zu durchtrennen. Dabei muß zwar die Messerschneide senkrecht auf dem zu durchtrennenden knorpeligen Rippenteil stehen, das ganze Messer soll aber möglichst flach gehalten werden, d.h., der Griff ist so nahe am Brustkorb zu führen wie möglich. Hält

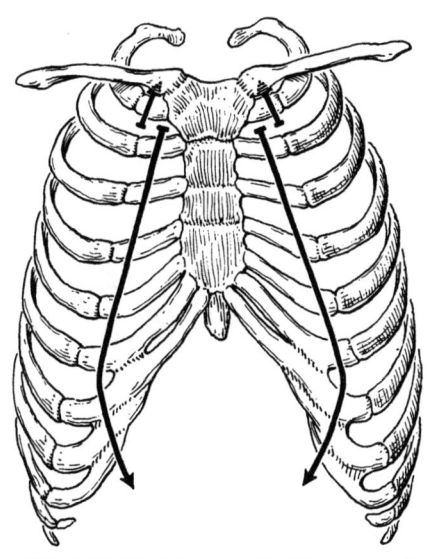

Abb. 5. Die Durchtrennung der Rippenknorpel

man nämlich das Messer steil, so besteht Gefahr, daß Lunge und Leber angeschnitten werden. Als günstig erweist sich, den Druck der Messerschneide mit den auf den Messerrücken gelegten Fingern der linken Hand zu verstärken. Sind die Rippenknorpel verkalkt, so lassen sie sich nicht mit dem Messer durchtrennen. Wir benutzen dann die Knorpelzange oder gar eine Säge, um zu durchtrennen, beginnen dabei aber nicht bei der zweiten Rippe, sondern im Bereich des Rippenbogens und schreiten kopfwärts bis zur zweiten Rippe fort.

Nun hebt man die durchtrennten Enden des Rippenbogens eines nach dem anderen auf und trennt sie zunächst von den anhaftenden Zwerchfellfasern. Dann hebt man sie weiter in die Höhe, um das *Sternum vom Bindegewebe* des vorderen Mediastinums *abzupräparieren*. Allerdings darf man das Sternum nicht zu stark anheben:

es bricht sonst leicht an der Grenze zwischen Corpus und Manubrium ein, da das Manubrium noch im Sternoclaviculargelenk und an der ersten Rippe befestigt ist. Diese gilt es nunmehr zu durchtrennen.

Bei unverkalkten Rippen *durchtrennt man die ersten Rippen* mit dem Messer, indem man das Sternum mit der linken Hand leicht anhebt, während die das Knorpelmesser führende rechte Hand in den Brustkorb eingeht und zunächst die linke erste Rippe, dann die rechte knapp am Sternum durchtrennt (siehe Abb. 5). Sind die

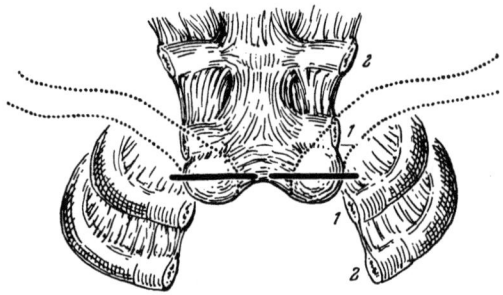

Abb. 6. Die Eröffnung des Sternoclaviculargelenkes bei hochgehobenem Sternum. Die Zahlen bezeichnen die Durchtrennungsstellen der 1. und 2. Rippe

Rippen verkalkt, so benutzt man dazu die Knorpelzange oder die Säge.

Jetzt hängt das Brustbein nur noch im *Sternoclaviculargelenk*, das sich auch bis ins hohe Alter so gut wie immer mit dem Messer eröffnen läßt. Man hebt dazu das Brustbein wieder etwas an, was jetzt nach Durchtrennung der ersten Rippe leichter möglich ist, aber doch nicht gewaltsam geschehen darf. Wenn man es jetzt weiter von der mediastinalen Seite her abpräpariert, stößt man auf das Sternoclaviculargelenk, das gegen das Mediastinum halbkugelig-knotig vorspringt (siehe Abb. 6). Man ritzt die sich anspannenden Fasern des Gelenkes beiderseits durch horizontale Schnitte so lange ein, bis unter einer leichten, mit der linken Hand am Sternum ausgeführten Hebelbewegung von rechts nach links und zurück eines der Gelenke aufbricht. Wir helfen mit dem Messer nach, die Gelenkfläche zu trennen, indem wir es zwischen Sternum und Clavicula in das Gelenk vorführen. Bevor wir das herausgelöste Sternum beiseitelegen, betrachten wir die neben dem Sternum unter der Pleura verlaufenden Arteriae mammariae internae, deren Erweiterung uns das Vorhandensein einer Aortenisthmusstenose anzeigen würde. Nun legen wir das Messer weg, um den

5. Brustsitus

zu untersuchen. Man achtet zunächst darauf, wie weit die Lungenränder den Herzbeutel bedecken. Dann holt man mit beiden Händen die Lungenflügel aus dem Brustraum ganz heraus, und zwar so weit, daß man sie auf den durchschnittlichen Rippenbogen dieser Seite legen kann. Dabei muß man gegebenenfalls Verwachsungen lösen. Sind diese zart, so kann man sie leicht stumpf durchreißen. Dickere oder gar flächenhafte und schwartige Verwachsungen versucht man zusammen mit der Pleura costalis bzw. ihrer Fascia endothoracica herauszuholen: Man trachtet an den Schnitträndern im Bereich eines Intercostalraumes mit einem Finger in die Muskulatur einzudringen und die Fascia endothoracica von der Brustwand abzulösen. Ist das an mehreren kleinen Stellen gelungen, dann kann man bald mit der ganzen Hand nachfolgen und die Lunge samt ihren Verwachsungen aus dem Brustkorb herauslösen. Erst wenn die Verwachsungen zu fest verbacken oder gar verkalkt sind, empfiehlt es sich, sie mit dem Knorpelmesser zu durchschneiden.

Sobald die Lungen aus dem Thoraxraum herausgehoben sind, ist ein Einblick in den *Pleuraraum* möglich. Findet sich flüssiger Inhalt, so wird er ausgeschöpft und gemessen, wie in der Bauchhöhle (siehe oben).

Die Präparation des *Ductus thoracicus* gelingt leicht, wenn man die rechte Lunge ganz aus dem Brustkorb heraushebt und sie von einem Helfer auf dem linken Rippenbogen festhalten läßt. Man spaltet nun die Pleura zwischen der gewöhnlich infolge ihres Blutgehaltes leicht erkennbaren Vena azygos und der Wirbelsäule parallel zum Verlauf der Vene und stößt hier im lockeren Bindegewebe auf den zarten, weißlich durchscheinenden Ductus.

Der *Herzbeutel* wird durch einen Y-förmigen Schnitt eröffnet, der es ermöglicht, den eventuell noch vorhandenen Thymus unzerschnitten zu erhalten und das Herz in situ zu betrachten.

Bei klinischem *Verdacht auf Luftembolie*, oder wenn bei der Betrachtung des uneröffneten Herzens eine ballonartige Auftreibung der linken Herzhälfte auffällt, weist man das eventuelle Vorhandensein von Luft in den Herzhöhlen durch Eröffnung des Herzens unter Wasser nach: man füllt den vom Sektionsgehilfen an den Schnitträndern gehaltenen Herzbeutel mit Wasser und sticht unter Wasser in den linken Ventrikel ein. Bei Vorliegen einer Luftembolie entweichen große Blasen durch diese Öffnung. Allerdings können sich bei stark faulen Leichen auch Fäulnisgase im Herzen entwickeln und unter Umständen eine Luftembolie vortäuschen.

Aus dem eröffneten Herzbeutel hebt man das Herz heraus und achtet auf Verwachsungen und eventuell vorhandene Flüssigkeit, die ausgeschöpft und gemessen wird.

Als sehr vorteilhaft kann es sich erweisen, die *Schlüsselbeine* nach seitlich *abzupräparieren*. Zu diesem Zweck durchtrennt man mit dem Messer zunächst die straffen Bindegewebszüge, die die Schlüsselbeine am sternalen Ende mit der ersten Rippe verbinden. Dann hebt man dieses Ende mit der linken Hand leicht an und löst die Schlüsselbeine an ihrer Unterseite mit dem Messer ab, um sie nach außen klappen zu können. Nun liegt das zum Arm ziehende Nerven- und Gefäßbündel offen da. Man kann es bis zur Axilla leicht verfolgen, gegebenenfalls ein Stückchen aus dem N. brachialis entnehmen und hat außerdem dabei Gelegenheit, die Lymphdrüsen hier und über der Pleurakuppe genau zu inspizieren. Zur

6. Herausnahme der Hals- und Brusteingeweide

die wir im Zusammenhang aus der Leiche entfernen, müssen wir zunächst die Halshaut so weit wie möglich kopfwärts in der Subcutis abpräparieren. Man geht dabei schrittweise vor, indem man von einem zum anderen Ende des Kragenschnittes hin- und zurückpräpariert, wobei die linke Hand den immer größer werdenden Hautlappen kopfwärts zieht und abhebt. Das setzt man so lange fort, bis zunächst die hellbraune Masse der Unterkieferspeicheldrüsen und schließlich der Unterkiefer selbst sichtbar werden.

Die nun folgende *Durchtrennung des Mundbodens* und Ablösung des Pharynx ist ein technisch nicht einfacher Teil der Obduktion, bei dem außerdem leicht ungewollte und die Leiche entstellende Hautwunden am Halse entstehen können. Hier ist also besondere Vorsicht am Platze. Als Hauptregel gelte der Satz: ,,Schneide nur dort ein, wo du genau erkennen kannst, was du durchtrennst."

Zunächst sticht man auf der rechten Seite der Leiche unmittelbar am Kinnwinkel ein (siehe Abb. 7), wobei die linke Seite der Messerklinge sich dicht an die innere Fläche des rechten Unterkieferastes anlehnt, und schneidet mit sägenden Schnitten immer in Fühlung mit dem Unterkiefer, so weit es geht, bis an die Wirbelsäule. Dasselbe wird auf der anderen Seite wiederholt: Einstich im Kinnwinkel und sägendes Schneiden bis zur Wirbelsäule, wobei die rechte Seite der Messerklinge sich an die Innenfläche des linken Unter-

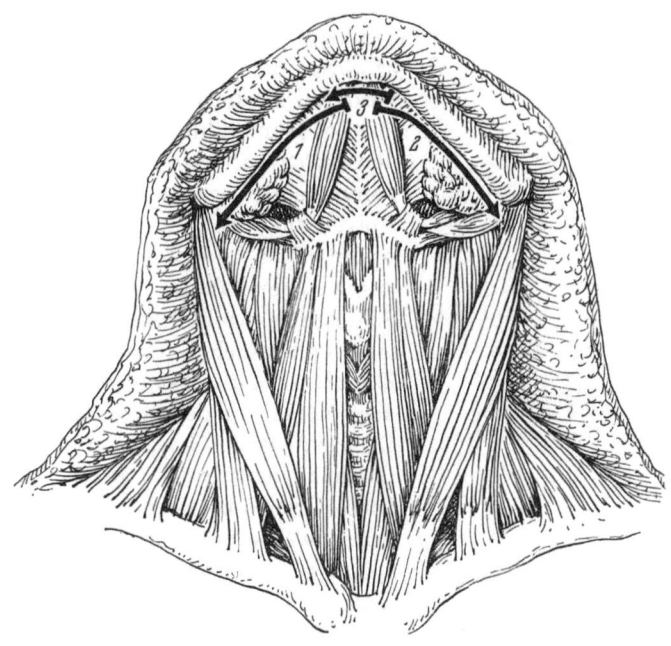

Abb. 7. Die Durchtrennung des Mundbodens.
Die Zahlen bezeichnen die Reihenfolge der Schnitte

kieferastes anlehnt. Nun zieht man aber das Messer heraus, dreht es um 180 Grad, so daß also die Schneide nach oben gerichtet ist, führt es in dem bereits angelegten zweiten Schnitt bis zum Kinnwinkel zurück und durchtrennt so die zwischen beiden Schnitten hier stehengebliebene Gewebsbrücke. Dabei soll man das Messer möglichst flach, d. h. den Messergriff möglichst an den Halsorganen halten, damit man nicht etwa die Zungenspitze abschneidet.

Wenn diese Schnitte richtig ausgeführt sind, müßte die Zunge allseitig vom Mundboden gelöst sein. Wir können also mit der linken Hand eingehen und die Zungenspitze im Kinnwinkel herunterholen. Falls hier und dort noch einige Muskelfasern des Mundbodens stehengeblieben sind, lassen sie sich leicht mit den Fingern der linken Hand durchreißen.

Schon bei den Schnitten zur Durchtrennung des Mundbodens ist es sehr förderlich, wenn eine Assistenz den Lappen der Halshaut mittels eines besonderen Hakens (siehe Abb. 2 d) kopfwärts hält, bei den nun folgenden Schnitten ist dies fast unbedingt notwendig. Der Obduzent zieht die Zungenspitze mit der linken Hand nach abwärts und sucht dabei unterhalb des vorderen Kieferwinkels einen Einblick in die Mundhöhle, insbesondere auf den *harten und weichen Gaumen* zu bekommen. Gelingt das nicht, so ist die Abtrennung der Zunge vom Mundboden noch unvollkommen und muß durch Vertiefung der angelegten Schnitte nachgeholt werden. Erst wenn man den weichen Gaumen und das Zäpfchen wirklich sieht, darf man mit dem Messer in der Mittellinie an der Grenze zwischen hartem und weichem Gaumen einstechen (siehe Abb. 8). Diese Grenze ist aber kaum zu sehen; man muß sie vielmehr mit der Messerspitze gewissermaßen ertasten, indem man mit dem Messer in der Mittellinie vorne am harten Gaumen leicht durch die Schleimhaut sticht, bis man den Knochen fühlt. Dann wiederholt man dieses Einstechen in der Mittellinie gegen die Wirbelsäule zu, bis man endlich keinen Knochen mehr spürt und das Messer durchsticht. Die Schneide des Messers ist dabei nach rechts (vom Obduzenten) gerichtet. Nun schneidet man mit sägenden Schnitten *über* der die Zungenspitze nach unten ziehenden linken Hand immer an der Grenze zwischen hartem und weichem Gaumen so weit nach rechts vom Obduzenten, d.h. nach links in der Leiche, wie es geht. Dann zieht man das Messer heraus und führt es noch einmal in der Mittellinie zwischen hartem und weichem Gaumen in den schon angelegten Schnitt ein, aber jetzt mit der Schneide nach links (vom Obduzenten gesehen), schneidet dann *unter* der die Zunge nach abwärts ziehenden linken Hand oder besser unter

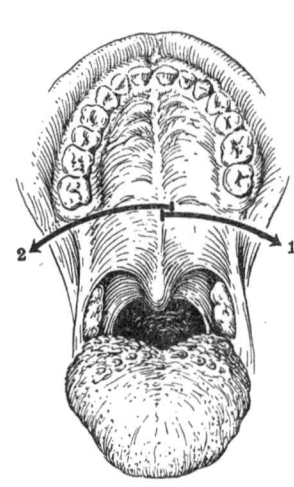

Abb. 8. Die Durchtrennung des weichen Gaumens

dem linken Unterarm so weit nach links, auf den Obduzenten zu, wie es möglich ist.

Nunmehr kann die *hintere Rachenwand* durchtrennt werden, indem man ähnlich wie bei der Durchtrennung des Gaumens Schnitte nach rechts über der die Zunge nach abwärts ziehenden linken Hand, Schnitte nach links unter der linken Hand bzw. Unterarm ausführt (siehe Abb. 9). Die Messerschneide wird dabei möglichst senkrecht zur Wirbelsäule gehalten. Schon nach wenigen solchen Schnitten merkt man, wie die Halsorgane dem Zug an der Zunge nachgehen und man nur noch das sich anspannende lockere Bindegewebe vor der Wirbelsäule zu durchtrennen braucht. Die Arteria carotis soll bei diesem *Ablösen der Halseingeweide* über der Gabel durchtrennt werden und ganz und

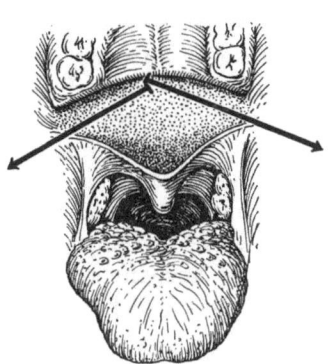

Abb. 9. Die Abtrennung der hinteren Pharynxwand

unverletzt im Präparat erhalten sein. Arteria und Vena subclavia werden in der oberen Brustapertur durchtrennt: Die linke Hand hält die bereits gelösten Halseingeweide nach links (vom Obduzenten), die rechte Hand geht mit dem Knorpelmesser in die linke Pleurahöhle ein und legt die Klinge an den inneren Rand der ersten Rippe mit der

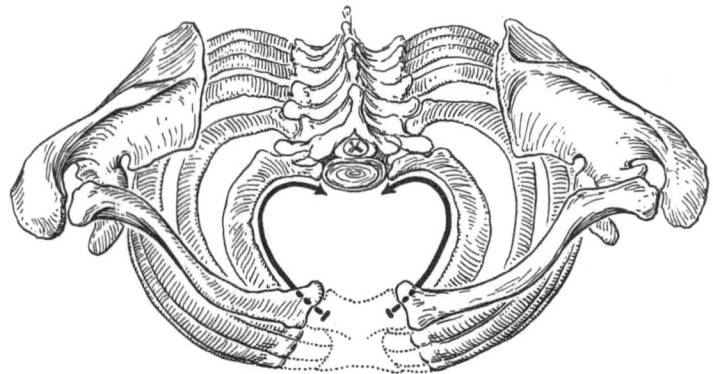

Abb. 10. Die Schnittführung zur Durchtrennung der großen Brachialgefäße

Schneide nach außen an. Nun schneidet man (siehe Abb. 10) sägend immer in Fühlung mit der ersten Rippe im Bogen zunächst nach lateral und dann nach dorsal und schließlich nach medial und durchtrennt dabei alle großen Gefäße und Nerven. Dasselbe wiederholt man auf der anderen Seite.

Das *hintere Mediastinum* läßt sich nunmehr leicht durch Zug an den Halseingeweiden nach unten von der Wirbelsäule ablösen; man braucht dabei kaum mit dem Messer nachzuhelfen.

Um die Hals- und Brusteingeweide ganz aus der Leiche zu entnehmen, ist es nunmehr nötig, alle *durch das Zwerchfell führenden Gebilde* zu durchtrennen. Man läßt dazu die bereits gelösten Hals- und Brustorgane wieder in ihre ursprüngliche Lage zurücksinken und umgreift mit der linken Hand über dem Zwerchfell von vorne her Aorta, Vena cava inferior und Oesophagus, die man leicht anspannend nach kopfwärts zieht, und mit einigen Messerzügen möglichst weit über dem Zwerchfell durchtrennt.

Unter Umständen, z. B. im Falle einer Lebercirrhose, kann es erwünscht sein, den Oesophagus am Magen zu belassen. Wir durchtrennen den unaufgeschnittenen Oesophagus vor dem Absetzen der Brustorgane über dem Zwerchfell etwas unterhalb des Ringknorpels mit einer Schere und präparieren ihn mit der Schere von der Trachea und hinterem Mediastinum soweit als möglich ab. Die linke Hand umfaßt dann über dem Zwerchfell bloß Aorta und Vena cava, um sie zu durchtrennen.

Jetzt kann man die Hals- und Brustorgane im Zusammenhang aus der Leiche entnehmen und gesondert auf einem kleinen Tischchen sezieren. Zur

7. Sektion der Halsorgane

lege man sie „auf den Bauch", d. h. so auf das Seziertischchen, daß die dorsale Fläche oben und die Zungenspitze zum Obduzenten gekehrt ist (siehe Abb. 11). Mit der Darmschere durchtrennt man den *weichen Gaumen* unter Schonung des Zäpfchens rechts seitlich von der Mittellinie und führt dann die Darmschere in einem Zug durch die ganze *Speiseröhre* (siehe Abb. 11). Dann werden die Gaumentonsillen mit dem Messer in der Längsrichtung bis auf ihre Kapsel gespalten.

Um Trachea und Bronchien freizulegen, werden der Oesophagus und die noch nicht aufgeschnittene Aorta von der Durchtrennungsstelle ab nach cranialwärts soweit wie möglich mit der gewöhnlichen Schere abpräpariert. Dadurch werden die *Hiluslymphknoten*

Sektion der Halsorgane 27

freigelegt, die man zunächst abtastet und dann auf einem Einschnitt untersucht.

Will man die Epithelkörperchen darstellen, so ist jetzt der Zeitpunkt gekommen. Man präpariert den Oesophagus vorsichtig in der Höhe der durch Tastgefühl leicht feststellbaren Schilddrüse von der Trachea ab und stellt sich die Hinterfläche der Schilddrüse dar. Etwa in der Mitte des hinteren medialen Randes der Schilddrüse liegen gewöhnlich die oberen Epithelkörperchen, am unteren Pol die unteren (siehe Abb. 12), doch ist ihre Lage sehr variabel.

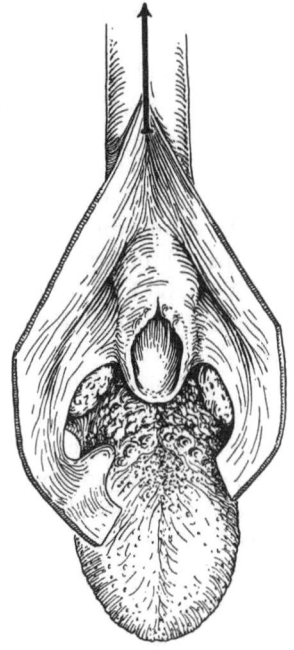

Abb. 11. Die Eröffnung des Pharynx und Oesophagus

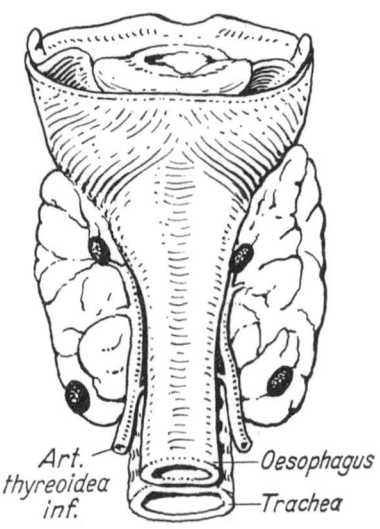

Abb. 12. Lage der Epithelkörperchen (Halsorgane von rückwärts gesehen)

Man unterscheidet die Epithelkörperchen von den hier häufig gelegenen Lymphdrüsen durch ihre leicht bräunliche Färbung.

Schließlich wird der *Kehlkopf* dorsal in der Mittellinie und gleich anschließend daran die *Trachea* rechts (vom Obduzenten) seitlich an der Pars membranacea mit der Darmschere aufgeschnitten. Nun greifen wir zur kleinen Schere und schneiden beiderseits den Hauptbronchus und weitergehend zumindest den Unterlappenbronchus bis möglichst weit in die Peripherie auf. Dann drehen wir das ganze Präparat um, legen es „auf den Rücken", und zwar so, daß die Zunge vom Obduzenten abgekehrt ist. Wir führen als erstes die

8. Herzsektion

mit der Darmschere aus, indem wir dem Blutstrom folgen (siehe Abb. 13).

Erster Schnitt: Man benützt die durchschnittene Vena cava inferior, um in den rechten Vorhof einzugehen, und setzt den Schnitt gleich in die Vena cava superior eventuell noch bis in die Halsvenen fort, soweit das leicht möglich ist.

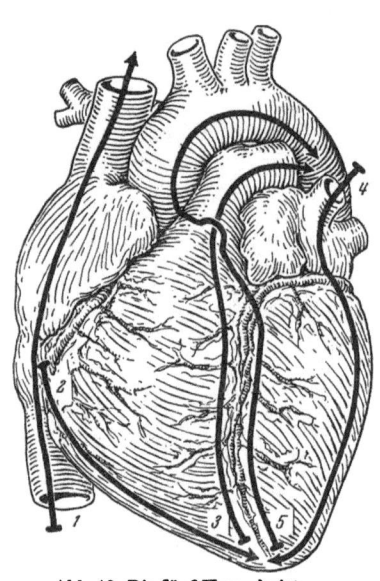

Abb. 13. Die fünf Herzschnitte

Zweiter Schnitt: Von der Mitte dieses Schnittes zweigen wir ab, um durch die Tricuspidalklappe hindurch den rechten Ventrikel an seinem Margo acutus bis zur Spitze zu eröffnen.

Dritter Schnitt: Von der Spitze des rechten Ventrikels geht man an der Vorderwand entlang dem Kammerseptum in die Arteria pulmonalis und aus dem Hauptstamm gleich in den linken Hauptast weiter. Dabei ist besonders auf eventuell locker liegende Emboli zu achten.

Bei weit offenem Ductus Botalli gelangt man leicht irrtümlich statt in die linke Pulmonalarterie durch den Ductus in die Aorta. Also Vorsicht!

Vierter Schnitt: Dann eröffnen wir eine aus der linken Lunge kommende Lungenvene, führen durch sie die Schere in den linken Vorhof und gleich anschließend durch die Mitralklappe weiter, um den linken Ventrikel an seinem Margo obtusus bis zur Spitze aufzuschneiden.

Fünfter Schnitt: Dieser führt von der Spitze der linken Kammer an der Vorderwand entlang dem Kammerseptum durch das Aortenostium in die Aorta. Dabei wird der bereits eröffnete Hauptstamm der Arteria pulmonalis knapp über dem Herzen durchtrennt.

Gerade dieser Schnitt erfordert bei seiner Ausführung eine gewisse Sorgfalt. Nur allzu leicht wird nämlich das geknöpfte Blatt der Darmschere nicht *über* dem Aortensegel der Mitralis in die Aorta eingeführt, sondern *unter* ihm in den linken Vorhof. Bevor man zuschneidet, überzeuge man sich also stets durch Betasten, daß der Knopf der Darmschere wirklich in der Aorta liegt. Um den wichtigen Ramus descendens zu erhalten (siehe Abb. 13) schneidet man nicht zu eng am Septum ventriculorum und hält sich schließlich knapp am linken Herzohr, bevor man mit einer leichten Drehung nach links (vom Obduzenten aus gesehen) durch die Arteria pulmonalis schneidet. Der Schnitt durch die Aorta wird gleich weitergeführt und eröffnet den Aortenbogen bis in die Brustaorta. Mit der gewöhnlichen Schere schneiden wir anschließend noch die großen Halsgefäße (Arteria anonyma, Arteriae subclaviae und Carotis communis) von ihren Abgangsstellen her auf.

Gelegentlich, besonders bei chronischen Herzfehlern, kann es wichtig sein, die Durchgängigkeit der Klappen zu prüfen und sie im ganzen darzustellen. Man führt dann, bevor man eine Klappe durchschneidet, einen Finger durch das Ostium und spürt dabei Verengerungen, Verkalkungen usw. Um dann den Klappenring von beiden Seiten her zur Anschauung zu bringen, wird man gegebenenfalls nur bis an ihn heranschneiden, ihn aber nicht durchschneiden.

Um die *Mitralklappen* darzustellen, genügt es, einerseits von der eröffneten Pulmonalvene aus bis an den vierten Herzschnitt bloß bis an den Sulcus coronarius heranzuführen, andererseits unterhalb des Sulcus coronarius den linken Ventrikel mit einem Messer zu eröffnen; der fünfte Herzschnitt entlang dem Septum ventriculorum in die Aorta wird, wie gewöhnlich, durchgeführt.

Um die *Aortenklappen* darzustellen, wird der fünfte Herzschnitt von der Herzspitze bloß bis an den Sulcus coronarius herangeführt; man geht dann in die bei dem zweiten Herzschnitt durchschnittene rechte Kranzarterie mit der Coronarschere ein und schneidet sie bis in die Aorta auf; in die so gesetzte Öffnung der Aorta führt man die Darmschere ein und eröffnet das Gefäß peripherwärts wie beim üblichen fünften Herzschnitt.

Sechster Schnitt: Man löst das Herz aus seinem Zusammenhang, indem man den rechten Hauptast der Arteria pulmonalis aufschneidet und dabei gleichzeitig die über ihm liegende, bereits aufgeschnittene Aorta durchtrennt. Nun durchschneidet man die hintere obere Wand des linken Vorhofes, indem man sie etwa von der Einmündungsstelle einer linken Lungenvene bis in eine rechte Lungenvene durchtrennt; der linke Vorhof kann jetzt leicht in ganzer Ausdehnung betrachtet werden. Zur völligen Abtrennung des Herzens braucht man bloß noch die rechten und linken Lungenvenen an ihrer Eintrittsstelle in den Vorhof zu durchschneiden.

Schließlich legen wir noch von einer der Schnittflächen aus mit dem Messer einen Flachschnitt durch die Wand der linken Kammer und eröffnen die Coronararterien mit einer kleinen geknöpften Schere: In die rechte Coronararterie gelangt man leicht von ihrem beim zweiten Herzschnitt eröffneten Lumen, ebenso in den beim dritten Herzschnitt eröffneten Ramus circumflexus der linken Coronararterie. In den wichtigen Ramus descendens der linken Coronararterie geht man vom Ostium her ein und schneidet ihn so weit wie möglich auf.

Hat man Schwierigkeiten, die durchschnittenen Coronararterien zu finden, so legt man einen oder mehrere frische Schnitte durch den Sulcus coronarius, bis man die Lichtungen sieht. Die Coronararterien überhaupt auf Querschnitten zu untersuchen, kann dann angezeigt sein, wenn es sich darum handelt, einen locker sitzenden Thrombus nachzuweisen, der durch Vorschieben der Schere abgelöst werden könnte.

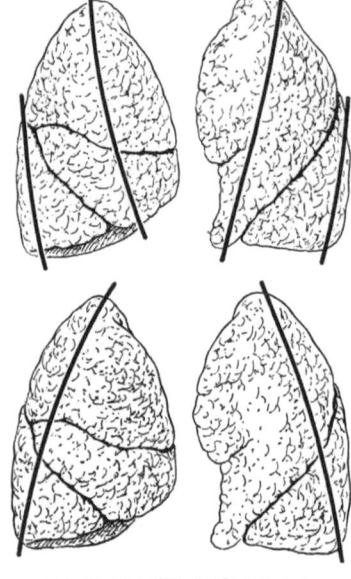

Abb. 14. Zwei Möglichkeiten der Schnittführung durch die Lungen

Zum Schluß hat man noch die eventuell der Herzinnenfläche anhaftenden Cruorgerinnsel sorgfältig zu entfernen. Die

9. Sektion der Lungen (siehe Abb. 14)

wird gewöhnlich in der Weise vorgenommen, daß entweder jeder Lappen von seiner Spitze bis zur Basis einzeln eingeschnitten wird, mit Ausnahme des rechten Mittellappens, der zusammen mit dem rechten Oberlappen eingeschnitten wird. Unter Umständen kann es einfacher und übersichtlicher sein, wenn man jeden Lungenflügel durch einen einzigen großen Schnitt bis auf den Hilus eröffnet, der dann von der Lungenspitze an der äußeren Fläche der Lunge leicht nach vorne zu geneigt verläuft. Die Lungen können dann am Hilus abgetrennt werden.

An den verbleibenden Halsorganen steht noch die Darstellung der *Schilddrüse* aus, die man durch Abpräparation der bedeckenden Muskel freilegt. Jeder Lappen wird von der Seite her bis auf die Wand, aber nicht *in* die Wand der Trachea eingeschnitten.

Für die Durchführung der weiteren Obduktion wird nunmehr die unter die Schultern geschobene Stütze entfernt. Zur

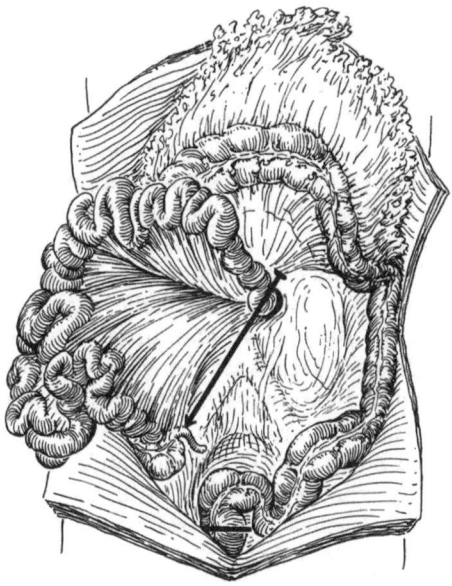

Abb. 15. Die Abtrennung des Dünndarmmesenteriums

10. Abpräparation des Darmes

werden zunächst Quercolon und Netz cranialwärts geschlagen, dann faßt man die oberste Jejunumschlinge mit der linken Hand und schneidet sie und ihr Mesenterium quer bis zum Mesenterialansatz durch (siehe Abb. 15). Anschließend wird das ganze Dünndarmmesenterium an seiner Ansatzstelle vom Retroperitoneum abgetrennt, bis man an das Coecum gelangt. Dabei achte man darauf, daß das im Retroperitoneum gelegene Duodenum nicht verletzt wird. Gleich im Anschluß daran umschneiden wir das Coecum, indem wir das Peritoneum caudal von ihm durchtrennen. Wenn man jetzt das Coecum mit der linken Hand etwas nach cranialwärts zieht, löst es sich ebenso wie das Colon ascendens leicht, d.h. unter geringer Nachhilfe des Messers, aus dem retroperitonealen Bindegewebe ab. Nun läßt man die Dünndarmschlingen und das Colon ascendens wieder in ihre ursprüngliche Lage zurücksinken und isoliert das Colon transversum, indem man es mit der linken Hand nach caudalwärts zieht und mit der rechten zunächst das vordere Blatt der Bursa omentalis zwischen Colon und Magen durchtrennt. Damit gewinnen wir einen guten Überblick über Lage und gegebenenfalls Veränderungen des Pankreas. Im Anschluß daran durchtrennen wir auch das hintere Blatt und haben dann das Colon transversum ganz abgelöst. Das Colon descendens isolieren wir, indem wir lateral von ihm das Peritoneum ritzen und den Darm dann unter ständigem Zug nach medialwärts aus dem Retroperitoneum herauslösen. Dabei muß man aber darauf achten, die hinter dem Colon descendens liegende Niere nicht zu verletzen. Das Mesosigma durchtrennt man ähnlich wie das Dünndarmmesenterium an seiner Ansatzstelle am Retroperitoneum. Nun spannt man das Rectum an und durchschneidet es möglichst tief im kleinen Becken. Damit ist der ganze Darmtrakt mit Ausnahme des untersten Rectumabschnittes und des Duodenums aus der Leiche entfernt. Wir legen ihn beiseite und sparen uns seine Eröffnung auf den Schluß der Obduktion auf; am besten ist es, ihn überhaupt abseits vom Obduktionstisch zu eröffnen, um Beschmutzungen des Tisches und der übrigen Organe durch den Darminhalt zu vermeiden. Zur

11. Sektion der Organe des Oberbauches

werden diese in einem Block aus der Leiche entfernt. Man umfaßt die Milz mit der linken Hand und versucht sie gegen die Mittellinie zu ziehen, während die rechte mit dem Messer das Peritoneum lateral von der Milz durchtrennt. Da die Milzgefäße im und am Pankreas verlaufen, wird dieses bei Zug an der Milz angespannt, so daß es leicht aus dem retroperitonealen Bindegewebe abzulösen ist. Wichtig ist bloß, daß man die sich anspannenden Bindegewebsfasern in der richtigen Schicht durchtrennt und nicht die unmittelbar hinter dem Pankreas liegende linke Nebenniere und

Niere verletzt. Vor allem vermeide man grobe Gewebsschnitte mit dem Messer: Sie sind hier nicht nötig, wenn man in der richtigen Schicht präpariert. Ist man an der Mittellinie angelangt, so läßt man die Milz mit dem Milzstiel bzw. Pankreasschwanz wieder in ihre ursprüngliche Lage zurücksinken und präpariert nun das Duodenum aus dem Retroperitoneum ab, indem man es mit der linken Hand umfaßt und nach oben zieht. Dabei muß man die beiden großen Eingeweidearterien, die Arteria mesenterica superior und coeliaca durchtrennen. Ist das geschehen, so lassen wir auch das Duodenum in seine ursprüngliche Lage zurückfallen und wenden uns der Leber zu. Wir ziehen sie mit der linken Hand nach unten und durchtrennen mit der gewöhnlichen Schere die sich dabei anspannenden Bindegewebszüge zwischen Leberoberfläche und Zwerchfell soweit wie möglich dorsalwärts. Dabei wird die Vena cava über der Leber durchschnitten. Am schwierigsten ist es, die Leber aus dem retroperitonealen Bindegewebe zu lösen. Wir beginnen damit an der Außenseite des rechten Leberlappens, indem wir das Organ mit der linken Hand medialwärts drängen. Dabei wird die Vena cava noch einmal, und zwar diesmal vor ihrem Eintritt in die Leber, durchtrennt. Hier muß man aber besonders vorsichtig sein, denn unmittelbar hinter Leber und Vena cava liegt die rechte Nebenniere, die wir nicht verletzen wollen. Sind auf diese Weise alle großen Verbindungen dieses Organpaketes zur Umgebung gelöst, so haben wir nur noch das lockere Bindegewebe der Leberhinterfläche und am Zwerchfelldurchtritt des Oesophagus zu durchtrennen. Durch leichten Zug läßt sich dieser aus dem Zwerchfellschlitz herausziehen. Die beiden Zwerchfellhälften selbst bleiben bei richtig ausgeführter Präparation intakt stehen und sind nun von unten und oben her leicht auf Anomalien zu untersuchen.

Das ganze so gewonnene Organpaket kann man nunmehr auf einem Tischchen bequem weitersezieren (siehe Abb. 16) und zerlegen. Die *Milz* wird von der Oberfläche in ihrer Längsachse senkrecht auf den Hilus, das *Pankreas* in seiner Längsrichtung vom Kopf bis zum Schwanz eingeschnitten. Von der durchschnittenen Flexura duodenojejunalis aus eröffnen wir mit der Darmschere das *Duodenum* und halten uns dabei soweit als möglich rechts (vom Obduzenten aus gesehen) am Pankreaskopf (siehe Abb. 16); dann führen wir die Darmschere gleich weiter in den *Magen*, der an der großen Curvatur aufgeschnitten wird. In einem Zuge führen wir dann die Schere durch den Oesophagusstumpf aus dem Magen heraus. Durch Druck auf die Gallenblase und Ausstreichen treibt man die Galle gegen die Papilla Vateri, wo sie sichtbar austritt, wenn kein Hindernis vorhanden ist.

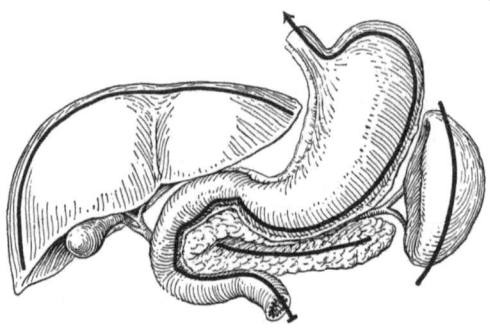

Abb. 16. Die Schnittführung durch Milz, Pankreas, Duodenum, Magen und Leber

Um die Ausführungsgänge von Leber und Pankreas sowie die Gebilde im Ligamentum hepatoduodenale darzustellen, durchtrennt man das kleine Netz und kann dann den Magen nach links über den rechten Leberlappen schlagen. Ist das Duodenum vorschriftsmäßig aufgeschnitten, so liegt die Papilla Vateri sehr nahe am rechten Schnittrand des Duodenums. Mit der kleinen Schere folgen wir der bei Druck auf die Gallenblase austretenden Galle leberwärts durch die Papilla Vateri hindurch bis in den Hilus bzw. die Aufzweigung des Ductus hepaticus. In den Ductus cysticus kann man von seiner Mündung in den Ductus choledochus her eingehen und ihn zumindest eine Strecke weit ohne Schwierigkeiten aufschneiden. Gewöhnlich gelingt es auch, in der Papilla Vateri die Einmündungsstelle des Ductus pancreaticus zu finden und in die Drüse hinein mit der Schere zu verfolgen. Sollte man ihn aber in der Papilla Vateri nicht finden können, so muß man ihn auf dem Längsschnitt durch das Pankreas suchen und sich zunächst mit einer feinen, vorsichtig vorgeschobenen Sonde vergewissern, daß man wirklich den Ductus sondiert — die Sonde erscheint dann in der Papilla Vateri. Nun ist es ein leichtes, den Gang entweder von der Papille oder von der Schnittfläche her aufzuschneiden. Schließlich kann man noch die Vena portae mit dem Ligamentum hepatoduodenale medialwärts vom eröffneten Ductus choledochus aufsuchen und aufschneiden.

Nun faßt man die *Gallenblase* an ihrem Hals, durchtrennt den sich anspannenden Ductus cysticus und löst die Gallenblase aus ihrem Leberbett, indem man sie vom Hals her von der Leber abzieht und mit der Schere etwa sich anspannende Bindegewebszüge durchtrennt. Die Gallenblase wird am besten abseits von allen übrigen Organen vom Fundus her mit der Schere eröffnet und sofort ausgespült, weil die Galle sonst die Gewebe sofort anfärbt. Eventuell vorhandene Gallensteine untersucht man auf ihre Beschaffenheit am einfachsten dadurch, daß man sie auf eine feste Unterlage legt, ein Knorpelmesser ansetzt und auf dessen Rücken einen kurzen harten Schlag ausführt. Dann zerfällt der Gallenstein fast von selbst in zwei Teile, auf deren „Schnittfläche" Kern, Mantel und Schale leicht zu untersuchen sind.

Schließlich wird die *Leber* durch einen langen, über beide Lappen gehenden Schnitt eröffnet.

Wenn man auf diese Weise alle Zusammenhänge dargestellt und geprüft hat, schneidet man Leber und Milz jeweils am Hilus ab, um sie zu wiegen. Der Magen bleibt am besten mit dem Duodenum und Pankreas in Zusammenhang. Zur

12. Sektion der Urogenitalorgane

lösen wir sie im Zusammenhang mit der Bauchaorta aus der Leiche und beginnen mit der Ablösung der beiden Zwerchfellhälften, indem wir mit dem Messer ihre Ansatzpunkte von der vorderen Brustwand abtrennen, aber gleich auch nach rückwärts zu den Schnitt in den Retroperitonealraum fortsetzen. Ist dies auf beiden Seiten geschehen, so erfaßt man zunächst die eine, dann die andere und schließlich beide Zwerchfellhälften mit der linken Hand und zieht sie wie einen Zügel caudalwärts, während die rechte Hand mit dem Messer die Nieren samt den Nebennieren beiderseits aus ihrem Fettlager herauslöst und die Aorta von der Wirbelsäule abtrennt. Erst wenn das Promontorium sichtbar wird, halten wir ein und lassen die ganze Gewebsplatte, die aus den retroperitonealen Organen besteht, wieder in ihre ursprüngliche Lage zurücksinken.

Die Herauslösung der *Beckenorgane* geschieht stumpf — wir legen also das Messer zunächst weg. Mit den Spitzen des zweiten und dritten Fingers beider Hände sucht man unmittelbar hinter der Symphyse in das Cavum praeperitoneale einzudringen und die Harnblase vom Beckengürtel zu lösen. Dann arbeiten sich von hier aus beide Hände entlang der seitlichen Beckenwand im lockeren Zellgewebe nach hinten, bis sich die Fingerspitzen in der Höhlung des Kreuzbeines hinter dem Rectum treffen. Jetzt legt man beide Daumen auf die Symphyse und benützt sie als Stützpunkt, um die umfaßten Beckenorgane soweit wie möglich herauszuhebeln. Die hebelnde Bewegung ist dabei symphysenwärts, d.h. gegen die Füße der Leiche gerichtet — man hüte sich, die Beckenorgane kopfwärts gewissermaßen herauszureißen.

Ist die Ablösung der Beckenorgane gelungen, so hängen sie nur noch an Rectum, Urethra (und Vagina) und beiderseits an den großen Iliacalgefäßen, beim Mann noch an den Samensträngen. Nun umfassen wir die ganzen Beckenorgane mit der linken Hand und ziehen sie cranialwärts, damit man mit der rechten Hand Rectum, Urethra (und Vagina) möglichst tief durchschneiden kann. Dann durchtrennen wir noch nahe dem Poupartschen Band die großen Iliacalgefäße (und eventuell die Samenstränge), womit die Urogenitalorgane isoliert sind.

Unter Umständen kann es wichtig sein, den *Zusammenhang zwischen innerem und äußerem Genitale* oder den des Rectum mit dem Anus zu wahren. In diesem Fall lockert man das Eingeweide des kleinen Beckens wie eben beschrieben, unterläßt aber die Durchtrennung am Beckenboden. Der Obduzent stellt sich nunmehr zwischen die Beine der Leiche, indem er sie maximal spreizt, besonders aber die rechte Extremität soweit als möglich abduziert. Dann umschneidet man das äußere Genitale, indem man vom tiefsten Punkt des Bauchdeckenschnittes in der Gegend der Symphyse ausgehend, einmal rechts und einmal links Haut und Weichteile durchtrennt. Nun präpariert man die Vorderfläche der Symphyse frei, hütet sich aber, den unteren Rand der Symphyse darzustellen, um nicht die hier verlaufende Urethra zu verletzen. Jetzt kann man die Symphyse mit einer Säge eröffnen oder, was schonender ist, mit dem Messer durchtrennen: mit dem Finger tastet man zunächst nach der rippenartigen Erhebung, die der hinteren Begrenzung der Symphyse entspricht, und schneidet mit dem Messer auf die hier verlaufenden Bindegewebsstränge ein. Man durchtrennt anschließend diese Fasern auch an der oberen Kante und der Vorderfläche der Symphyse. Mit einem möglichst flachen Messer kann man jetzt in die Symphyse eingehen und sie bis auf ihre untere Begrenzung durchtrennen. Dieser Vorgang wird durch Anspannung der Fasern der Symphyse sehr erleichtert. Das geschieht am besten dadurch, daß die beiden Oberschenkel möglichst nach außen und hinten gedrückt werden, wobei der Obduzent den rechten, der Obduktionsgehilfe den linken Oberschenkel führt. Vielfach genügt schon die dabei erzielte Anspannung der Fasern, um sie zu zerreißen, so daß man kaum zu schneiden braucht. Nun zieht man den umschnittenen Hautlappen durch die Lücke bzw. durch die durchtrennte Symphyse nach cranialwärts und geht gleichzeitig mit dem Knorpelmesser durch die Symphyse ein, um die noch stehengebliebenen Weichteile des Beckenbodens in den Hautschnitten zu durchtrennen, die man jetzt leicht bis um den Anus herumführen kann. Dabei schneiden wir möglichst weit außen in Fühlung mit dem knöchernen Becken. Sind auf diese Weise alle Verbindungen durchtrennt, dann kann man das ganze äußere Genitale mitsamt dem After nach oben durchziehen und nunmehr zusammen mit den Organen des Retroperitonealraumes aus der Leiche entfernen.

Das Organpaket wird nun außerhalb der Leiche auf einem Tischchen weiterseziert (siehe Abb. 17), und zwar zunächst von der Rückseite her, d. h. wir legen es „auf den Bauch". Mit der Darmschere eröffnen wir die *Aorta* bis in die Arteriae iliacae und das *Rectum* vom After her. Dann drehen wir das Organpaket um. Mit der Darmschere wird zunächst die *Vena cava inferior* bis zur Einmündung der Venae iliacae aufgeschnitten. Dann legt man mehrere Schnitte durch die beiden *Nebennieren*.

Um die *Nieren* einzuschneiden, nehmen wir sie samt dem sie umkleidenden Fettgewebe so in die linke Hand, daß die Konvexität zwischen Daumen und den übrigen vier Fingern hervorschaut und der Hilus in der Handfläche ruht. Nun schneidet man mit einem langen Messer auf die Konvexität hiluswärts ein. Ist wenig Fettgewebe vorhanden, so daß man über die Lage der Niere in der Hand genau Bescheid weiß, dann zieht man den Schnitt gleich durch bis in den Hilus; ist viel Fettgewebe vorhanden, dann schneidet man am besten bis zur oder auch in die Nierenoberfläche ein, zieht das Fettgewebe ab und schneidet erst dann endgültig bis zum Hilus durch. Nun faßt man die fibröse Kapsel mit einer Hakenpinzette an einem Schnittrand, wobei der eine Arm der Pinzette die Kapsel erst richtig durch das Nierengewebe hindurch fassen kann. Mit der rechten Hand zieht man leicht mit der Pinzette an der Kapsel, der Daumen der linken, die Niere haltenden Hand hilft, den durch Abziehen der Kapsel entstehenden Spalt

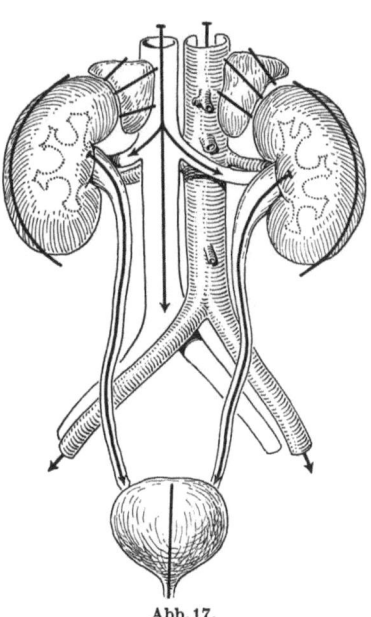

Abb. 17.
Die Schnittführung am Urogenitalsystem

zwischen der Nierenoberfläche und ihr zu vergrößern, bis sie ganz abgezogen ist. Nicht immer glückt es, gleich genug Kapselgewebe mit der Pinzette zu fassen — dann muß eben der Versuch an einer anderen Stelle des Schnittrandes wiederholt werden.

Ist der Schnitt richtig geführt, dann ist das *Nierenbecken* oder zumindest einer der Nierenkelche getroffen. Man geht nun mit der Schere in das Nierenbecken unmittelbar oder über den Weg eines Nierenkelches ein, schneidet es auf und setzt den Schnitt gleich in den *Ureter* bis an die Harnblase fort. Dabei muß man eine beim Einschneiden eventuell am unteren Pol stehengebliebene Brücke von Nierenparenchym durchtrennen.

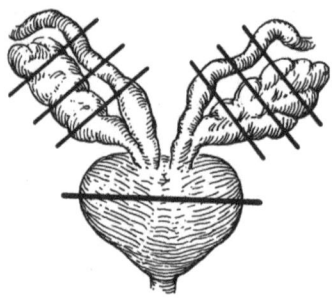

Abb. 18. Die Schnittführung durch Prostata und Samenblasen

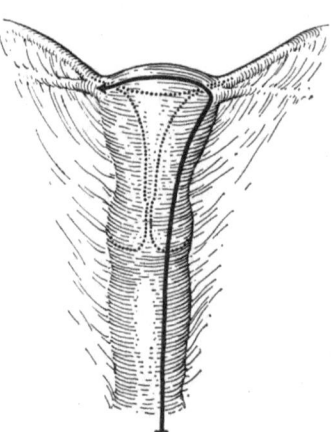

Abb. 19. Die Eröffnung von Vagina und Uterus

Die *Harnblase* eröffnen wir in der Mittellinie ihrer Vorderwand, indem wir entweder von der durchschnittenen Harnröhre oder, wenn wir sie nicht finden können, von dem Harnblasenscheitel her mit der Schere einschneiden. Dann werden die Ureterenostien sondiert.

a) Handelt es sich um eine *männliche Leiche*, so präpariert man das Rectum von seiner analen Durchtrennungsstelle her nach cranialwärts zu ab und schneidet die dabei zum Vorschein kommende Prostata von rückwärts her quer ein (siehe Abb. 18). Anschließend werden einige quere Schnitte durch die bei der Abpräparation des Rectums ebenfalls freigelegten *Samenblasen* angelegt. Um die *Hoden* herauszulösen, präpariert man seitlich von der Symphyse die Haut im subcutanen Fettgewebe von der

Muskelfascie ab und stößt dabei auf den aus dem Leistenkanal austretenden Samenstrang. Man präpariert ihn so weit frei, daß man ihn umfassen und an ihm den Hoden aus dem Hodensack heraufziehen kann. Die Hoden werden von der Konvexität her gegen den Hilus zu eingeschnitten und dann am Samenstrang abgeschnitten.

b) Handelt es sich um eine *weibliche Leiche*, so schneiden wir die *Vagina* an ihrer linken seitlichen Wand auf (siehe Abb. 19), gehen mit der Schere in die *Cervix* ein und schneiden sie sowie das *Corpus uteri* an der linken Seite bis an den linken Tubenwinkel auf; vor diesem führen wir die Schere nach medial zu vorbei und eröffnen weitergehend das Corpus uteri von der Kuppe her. Der Schnitt endet vor dem rechten Tubenwinkel. Bei dieser Schnittführung wird der linke Ureter, der ja bereits aufgeschnitten ist, durchtrennt. Schließlich schneidet man noch beide *Eierstöcke* in ihrer Längsrichtung ein.

Die

13. Sektion des Darmes

beginnen wir von der Durchtrennungsstelle des Rectum aus. Damit man die Darmschere leicht weiterführen kann und nicht in einem Haustrum steckenbleibt, suchen wir dabei der Taenia libera bis in das Coecum zu folgen. Von diesem aus wird die Appendix aufgeschnitten. Zum Aufschneiden des Dünndarms legen wir uns das ganze Dünndarmkonvolut so zurecht, daß das Mesenterium bzw. seine Durchtrennungsstelle zu unserer rechten, die Darmschlingen zu unserer linken liegen. Dann gehen wir mit der Darmschere

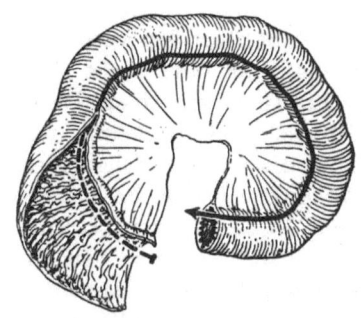

Abb. 20. Die Eröffnung des Dünndarms

durch die Valvula Bauhini ein, schließen die Schere zu drei Viertel ihrer Blätter und schneiden mit dem so entstandenen scharfen spitzen Winkel den ganzen Dünndarm am Mesenterialansatz auf (siehe Abb. 20): Die Schere wird dabei mit einer leichten Rechtsdrehung vom Körper wegbewegt, die linke Hand zieht den Darm nach links zum Körper über die Schere weg. Vom eröffneten Darm muß der Inhalt mit reichlich Wasser abgespült werden.

14. Schädelsektion

In den pathologischen Instituten wird die Eröffnung der Schädelkapsel gewöhnlich von den Sektionsgehilfen vorbereitet und durchgeführt, so daß der Obduzent bloß das Gehirn aus der Leiche zu entnehmen braucht. Im Hinblick darauf, daß ein Arzt später einmal in die Lage kommen kann, eine Obduktion ganz allein durchführen zu müssen, sollte man aber schon von den Studenten verlangen, daß sie die Schädelhöhle kunstgerecht zu eröffnen verstehen.

Zur Eröffnung des Schädels und Herausnahme des Gehirns verläßt der Obduzent seinen gewöhnlichen Platz an der rechten Seite der Leiche und stellt sich an das schmale Kopfende des Obduktionstisches.

Den *Hautschnitt* zur Eröffnung der Schädelhöhle führt man vom rechten Processus mastoideus über den Scheitel zum linken, und zwar so, daß man mit dem stark aufgedrückten Messer gleich alle Weichteile bis auf den Knochen durchtrennt. An einem glatzköpfigen Schädel wird man den Schnitt möglichst weit dorsal über den Scheitel führen, damit die Wunde bei der Aufbahrung nicht sichtbar ist. Ist langes Kopfhaar vorhanden, so müssen wir es zunächst in der Gegend des geplanten Schnittes teilen, „scheiteln". Nun faßt man den vorderen Schnittrand der Kopfhaut mit der linken Hand und sucht sie nach vorne zu ziehen, während die rechte Hand mit einem Raspatorium oder Meißel das Periost der Schädelkapsel im Schnitt nach vorne abschiebt. Sehr bald geben dann die weichen Schädeldecken dem Zug nach, so daß man sie unschwer mit dem Periost von den Schädelknochen ablösen kann. Meist ist das sogar mit *einem* energischen Ruck möglich. Wir lösen die Schädeldecken so weit ab, bis die Stirnbeinschuppen freiliegen. Den hinteren Hautlappen mobilisiert man in ähnlicher Weise, eventuell unter Zuhilfenahme eines Messers, bis die Hinterhauptschuppe freiliegt.

Da die Linie, in der wir den Schädel aufsägen müssen, über dem Musculus temporalis verläuft und dieser beim Sägen hinderlich wäre, muß er durchtrennt werden. Dazu sticht man mit dem flach an den Schädel angelegten Messer — Schneide nach oben — ein, durchtrennt den halbkreisförmigen Ansatz des Muskels und schlägt ihn über den Jochbogen nach abwärts — der Knochen der Temporalschuppe liegt dann für die Säge frei. Damit man beim *Auf-*

sägen des Schädelknochens immer die rechte Linie einhält, empfiehlt es sich, den Verlauf des anzulegenden Sägeschnittes durch Einritzen des Knochens zu kennzeichnen. Diese Linie verläuft über beide Stirnhöcker, die Schläfenbeinschuppen und den Occipitalhöcker.

Nun beginnt man in der vorgezeichneten Linie auf den Knochen im Bereich eines Stirnhöckers einzusägen, und zwar so lange, bis das Sägeblatt auf die Dura trifft. Man merkt das daran, daß die Säge (Abb. 3 i) plötzlich einen eigentümlich knatternden Ton gibt. Dann hört man an dieser Stelle zu sägen auf, rückt ein Stückchen weiter und beginnt noch einmal und so fort, bis man in der vorgezeichneten Linie den ganzen Schädel umkreist hat. Dadurch ist zwar die Tabula externa und die Diploë in voller Ausdehnung aufgesägt, von der Tabula interna sind aber kleine Anteile stehengeblieben (siehe Abb. 21), an denen die Schädelkalotte noch festsitzt. Da wir

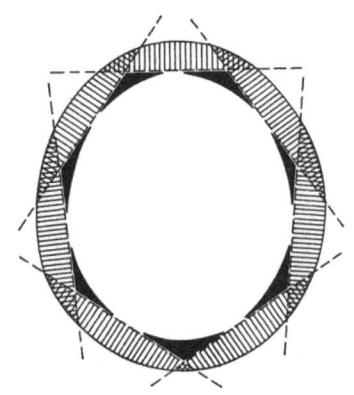

Abb. 21. Schematische Skizze zum Aufsägen des knöchernen Schädels: die schwarz bezeichneten Anteile bleiben beim Sägen stehen und müssen aufgesprengt werden

sie nicht auch alle aufsägen können, müssen wir sie aufsprengen: Man führt das Blatt eines besonderen Meißels (Schädelsprenger, siehe Abb. 3 h) in die Sägeschnittfläche ein und treibt ihn mit einem leichten Schlag vor. Dabei hört man das Einbrechen der Tabula interna sehr deutlich: Es klingt, als ob man eine Nußschale aufknacken würde. Nun dreht man den eingeführten Meißel und hebt dadurch die Kalotte von der Schädelbasis ab.

Bei jüngeren Menschen ist es ohne weitere Maßnahmen möglich, die *Schädelkalotte* von der Dura *abzunehmen*, sie fällt fast von selbst weg. Bei älteren Menschen und Kindern kann die Dura aber mit der inneren Fläche der Schädelkapsel fester verwachsen sein. Wir müssen dann mit der zusammengeklappten Darmschere zwischen Dura und Schädelkapsel eingehen und diese Verwachsungen zu sprengen trachten.

Falls auch dies nicht gelingt, weil die Verwachsungen zu fest sind, bleibt nichts anderes übrig, als die Dura im Sägeschnitt mit der Schere zu eröffnen (siehe unten).

Gelingt es, die knöcherne Schädelkapsel in der oben beschriebenen Weise abzunehmen, so betrachten wir ihre Dicke, Farbe und Aufbau, bevor wir sie beiseitelegen. An der bloßliegenden Außenfläche der Dura prüfen wir ihren Spannungszustand. Dann wird der *Sinus sagittalis* superior im Stirnhirnbereich mit dem Messer zart geritzt und von dieser Öffnung aus mit der Schere soweit wie möglich nach dorsalwärts zu aufgeschnitten. Nun durchtrennen wir die *Dura* entlang dem Sägeschnitt, indem wir vorne neben der Falx eine kleine Durafalte mit der Pinzette aufheben, einschneiden und durch diese Lücke die Schere entlang dem Sägeschnitt bis zur Mittellinie am Hinterhaupt gleiten lassen. Dabei muß man aber darauf achten, daß die Schere zu zwei Drittel geschlossen ist und möglichst tangential gehalten wird, damit das unter der Dura liegende Scherenblatt nicht in das Gehirn eindringt und dieses verletzt. Die durchtrennte Durahälfte hebt man auf und schlägt sie gegen die Mittellinie über die Konvexität der Gegenseite zurück, damit man ihre Innenfläche bequem in voller Ausdehnung betrachten kann. Dabei spannen sich die in den Sinus sagittalis superior eintretenden Venen, die sogenannten *Brückenvenen*, an, die man dadurch stumpf durchtrennt, daß man den zweiten und dritten Finger der rechten Hand vorne an der Mantelkante zwischen Gehirn und Falx einführt und an der Mantelkante entlang mit einem energischen Ruck nach hinten zu die Venen durchreißt. Dann bringen wir diese Durahälfte wieder in ihre ursprüngliche Lage zurück und wiederholen den ganzen Vorgang auf der anderen Seite. Nun nimmt man beide Durahälften vorne über dem Sägeschnitt in die Pinzette — und durchtrennt sie mitsamt der Falx etwas über dem Sägeschnitt zwischen beiden Stirnlappen; man kann jetzt die Dura und Falx leicht nach dorsalwärts zurückschlagen, so daß die Konvexität beider Großhirnhemisphären bloßliegt.

Falls die *knöcherne Schädelkapsel so fest an der Dura haftet*, daß diese sich nicht stumpf ablösen läßt, dann durchtrennen wir die Dura entlang dem Sägeschnitt mit der Schere, indem wir vorne rechts und links der Mittellinie beginnen und bis an die Mittellinie nach rückwärts schneiden. Dabei muß man die Schere, wie oben erwähnt, möglichst tangential halten, um das Gehirn nicht zu verletzen. Dann durchschneidet man vorne die

Falx, indem man die Schere durch den Sägeschnitt einschiebt. Das Gehirn bleibt bei der weiteren Präparation in der Schädelkalotte.

Mit beiden Händen versucht man nun, die vorderen Pole der *Stirnlappen* von vorne und von der Seite her zu umgreifen und aus der vorderen Schädelgrube herauszuheben; dabei sollen gleichzeitig auch die Nervi olfactorii mitgehen. Während der ganzen folgenden Präparation holt die linke Hand das Gehirn an seiner Unterfläche aus der Schädelhöhle heraus, während die rechte mit dem Messer immer von links nach rechts alles Verbindende durchschneidet. Man hüte sich aber, mit der linken Hand einen zu starken Zug am Gehirn auszuüben, da dieses sonst leicht im Bereich der Hirnschenkel einreißt oder gar abreißt. Als erstes spannen sich

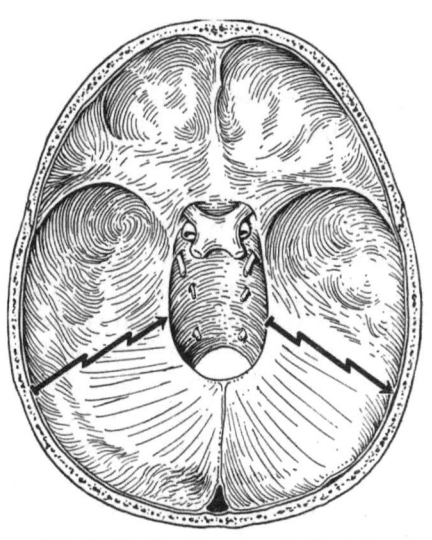

Abb. 22. Die Durchtrennung des Tentoriums

die Nervi optici an, die man frontalwärts vom Chiasma durchtrennt. Dann folgen die beiden Carotiden und der Hypophysenstiel sowie die Nervi oculomotorii.

Nun ergreift die linke Hand zunächst den linken, dann den rechten *Schläfenlappen* und hebt sie aus der mittleren Schädelgrube ebenso zart heraus wie früher die Stirnlappen aus der vorderen Schädelgrube. Die jetzt sichtbar werdenden *Tentoriumhälften* werden wieder von links nach rechts durchtrennt, indem man möglichst weit seitlich an der linken Pyramidenkante einsticht (siehe Abb. 22). Dazu tastet man sich von vorne kommend durch kleine senkrechte Einstiche an die Pyramidenkante heran: Zunächst stößt man noch immer auf Knochen, bis dann auf einmal das Messer keinen Widerstand mehr findet und durch das Tentorium hindurchgleitet. Man läßt das Messer etwa 1 cm tief eindringen und schneidet sägend immer in Fühlung mit der

Pyramidenkante medialwärts bis zum freien Rand des Tentoriums vor. Dann führt man das Messer (ohne es herauszuziehen) vorne um die Brücke herum und durchtrennt von der Medianlinie nach rechts die rechte Tentoriumhälfte immer in Fühlung mit der rechten Schläfenbeinpyramide. Ist die Durchtrennung des Tentoriums richtig vorgenommen worden, dann sind meist auch schon die meisten an oder durch die Schläfenbeinpyramide verlaufenden Hirnnerven durchschnitten. Sollten sich beim vorsichtigen Abheben der Kleinhirnhemisphären doch noch Nervenstränge anspannen, so können sie leicht nachträglich durchtrennt werden.

Mit der linken Hand drängen wir jetzt vorsichtig *Kleinhirn* und Brücke von den Felsenbeinen und vom Clivus nach rückwärts ab, und führen ein Messer mit möglichst schmaler Klinge, die Schneide nach rechts gerichtet, am Clivus vor, stechen möglichst senkrecht auf das *Rückenmark* ein und schneiden sägend, soweit es möglich ist, zur rechten seitlichen Umgrenzung des Foramen occipitale fort, um so die Arteria vertebralis dextra zu durchtrennen. Dann zieht man das Messer etwas heraus und sticht noch einmal in denselben Schnitt ein, dieses Mal aber mit nach links gerichteter Schneide, und schneidet bis zur linken seitlichen Umgrenzung des Foramen occipitale. Hat man alle diese Schnitte richtig ausgeführt, so sind sämtliche Verbindungen des Gehirns durchtrennt und man kann es aus dem Schädel herausnehmen: Mit vier Fingern der linken Hand hebt man es gewissermaßen heraus, während es die rechte Hand an der Konvexität des Großhirns liegend auffängt.

Die Herausnahme des Gehirns gestaltet sich in einigen Punkten anders, wenn es nicht gelungen war, die Dura von der Schädelkalotte zu trennen. Die Durchtrennung der beiden Tentoriumhälften und des Rückenmarkes geschieht noch, wie eben geschildert, bloß mit dem einen Unterschied, daß nicht nur das Großhirn und Kleinhirn herausgelöst und abgehoben werden, sondern gleichzeitig auch die auf der Konvexität haftende knöcherne Schädelkapsel. Wir müssen in diesem Falle nach Herausheben des Kleinhirns und des Rückenmarks aus der hinteren Schädelgrube die Falx knapp über dem Tentorium mit dem Messer durchtrennen. Nunmehr kann man das Gehirn aus der Schädelkapsel lösen, indem man mit dem zweiten und dritten Finger der linken Hand auf der einen Seite der Falx, mit dem vierten und fünften Finger auf der anderen eingeht und unter Durchreißung der Brückenvenen die Großhirnhemisphären aus der Schädelkapsel herauslöst. Der Sinus sagittalis superior wird in situ mit dem Messer von vorne seitlich her in ganzer Länge aufgeritzt.

Wir legen das Gehirn zunächst beiseite und beschäftigen uns mit der Präparation der *Schädelbasis*. Mit einem spitzen Messer eröffnen wir die großen *Durasinus* (Abb. 23): man sticht in den linken Sinus sigmoideus dort ein, wo er durch die knöcherne Schädelbasis austritt

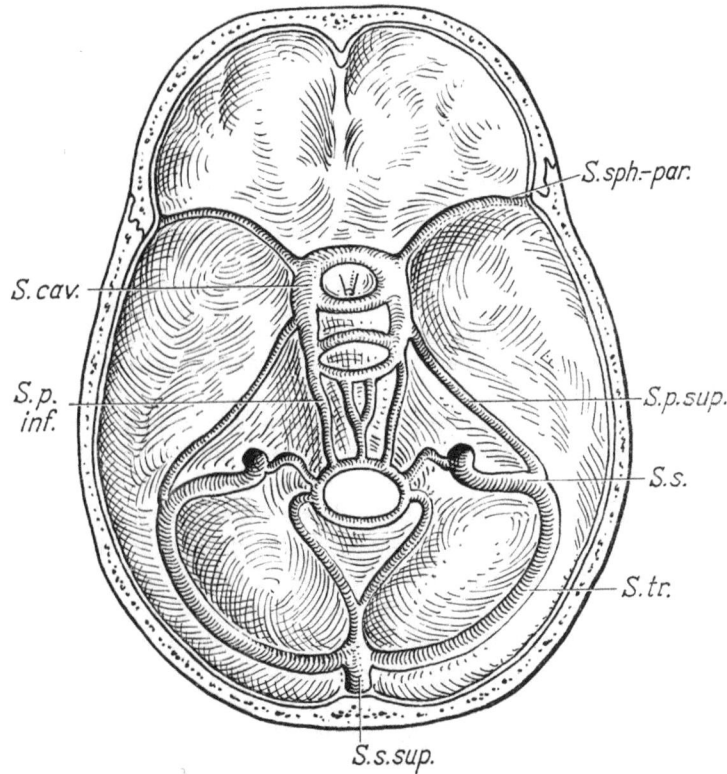

Abb. 23. Die zu eröffnenden venösen Sinus der Schädelbasis: *S.cav.* Sinus cavernosus; *S.p.inf.* Sinus petrosus inferior; *S.s.sup.* Sinus sagittalis superior; *S.tr.* Sinus transversus; *S.s.* Sinus sigmoideus; *S.p.sup.* Sinus petrosus superior; *S.sph.-par.* Sinus spheno-parietalis

und eröffnet ihn mit Schnitten, die man gleich in den Sinus transversus fortsetzt. In gleicher Weise wird der rechte Sinus sigmoideus und transversus bis zum Confluens sinuum eröffnet. Den Sinus cavernosus schneiden wir von beiden Seiten her mit einem etwa parallel zur Sägeschnittfläche gehaltenen Messer von der Seite her ein.

Das *Mittelohr* eröffnet man durch Abmeißelung des Tegmen tympani. Der Meißel (Abb. 3 e) wird in einem Winkel von etwa 30 Grad von medial an den sich abzeichnenden oberen Bogengang gelegt und das Tegmen tympani durch einen kräftigen Schlag mit dem Hammer (Abb. 3 g) abgesprengt.

Ebenfalls mit Meißel und Hammer kann man von der Schädelhöhle her die *Stirnhöhlen* und die *Keilbeinhöhlen* eröffnen, letztere, indem man vom Planum sphenoidale her eingeht. Schwierig ist die unter Umständen wichtige *Kieferhöhle* zu erreichen. Am besten geschieht dies durch einen frontalen Sägeschnitt durch die Schädelbasis. Dazu ist es nötig, die Haut in der Schläfengegend abzupräparieren. Man geht dabei von dem bereits angelegten Hautschnitt über den Kopf aus, den man bis in die Gegend der Warzenfortsätze verlängert. Mit dem Messer präpariert man dann die Haut nach vorne zu ab, wobei die beiden Gehörgänge durchschnitten werden. Dabei wird auch die *Parotis* breit freigelegt. Nun tritt man an die linke Seite der Leiche und faßt mit der linken Hand die abpräparierte Schädel- bzw. Gesichtshaut und zieht sie möglichst nach vorne, um sie aus dem Bereich des nun folgenden Sägeschnittes zu bringen. Mit der rechten Hand sägt man senkrecht durch das Planum sphenoidale, wodurch die Kieferhöhle und Nasenhöhle eröffnet werden.

Um die *Hypophyse* unbeschädigt aus der Sella zu entfernen, umschneidet man die Dura rings um sie herum am Clivus, am Planum sphenoidale und über den Sinus cavernosi. Dann faßt man mit der Hakenpinzette den hypophysenwärts gelegenen Saum der Dura am Clivus und zieht sie hinauf, bis der Rücken der knöchernen Sella sichtbar wird. Dieser wird mit der Pinzette gefaßt und nach dorsalwärts abgebrochen. Jetzt kann man die Hypophyse an dem um sie verbliebenen Durarest leicht fassen und unter Zuhilfenahme des Messers aus der Sellagrube herausschälen.

Mit einer besonderen Zange (Abb. 3 c) fassen wir die *Dura* und ziehen sie so weit wie möglich ab, um die knöcherne Schädelbasis betrachten zu können, an der dann eventuell der Verlauf von Bruchlinien festzustellen ist (Eintragen derselben in die Skizzen des Anhanges!). Die

15. Sektion des Gehirns

kann auf sehr verschiedene Weise vorgenommen werden je nachdem, zu welchem Zwecke sie ausgeführt wird. Neuropathologen bevorzugen, das Gehirn zunächst zu fixieren und erst dann zu zerschneiden. Im folgenden sollen nur zwei Methoden geschildert werden, die sich leicht im alltäglichen Betrieb am frischen Gehirn durchführen lassen und möglichst wenig für eine eventuell später noch nötige neuropathologische und lokalisatorische Untersuchung verderben.

Auf jeden Fall beginnen wir die Gehirnsektion mit einer genauen Inspektion der Großhirnoberfläche an ihrer *Konvexität*; dann drehen wir das Gehirn um zur Untersuchung der *Hirnbasis*. Hier stellt man vor allem den Verlauf der *Arterien* im Circulus arteriosus Willisi dar, indem man die Arachnoidea über den basalen Cysternen mit der Pinzette einreißt, die beiden Stirnlappen stumpf mit den Fingern auseinanderdrängt und die Sylvische Furche eventuell unter Zuhilfenahme der Pinzette eröffnet.

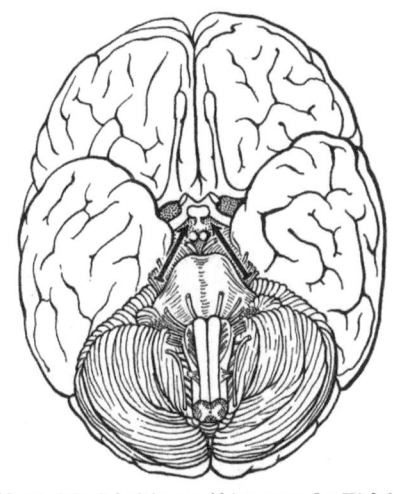

Abb. 24. Die Schnitte zur Abtrennung des Kleinhirns vom Großhirn

Sind weder an Konvexität noch an der Hirnbasis besondere Veränderungen wahrzunehmen, so trennt man das Kleinhirn ab, indem man beide Pedunculi senkrecht zu ihrem Verlauf durchschneidet (Abb. 24). Dann führt man durch die Großhirnhemisphäre mindestens drei *frontale Schnitte* (siehe Abb. 25): einer vor dem Pol der Schläfenlappen, den nächsten durch die Corpora mammilaria und den dritten hinter dem

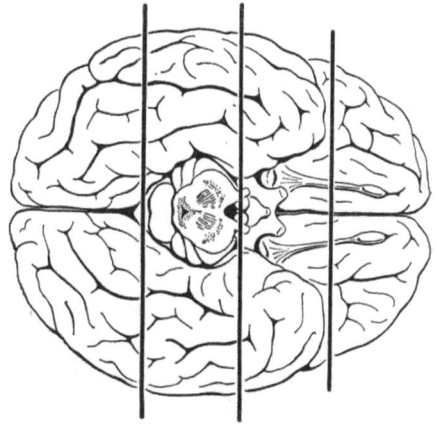

Abb. 25. Frontale Schnitte durch das Großhirn. Das Kleinhirn ist an den Hirnschenkeln bereits abgetrennt worden

hinteren Balkenende. Man kann natürlich, wenn es darauf ankommt, die Schnitte viel enger legen. Nun nimmt man das Kleinhirn in die linke Hand, und zwar so, daß die beiden Kleinhirnhemisphären in der Höhlung der Handfläche ruhen, während die Brücke und Medulla oblongata sichtbar sind. Mit dem Hirnmesser schneidet man, mehr drückend als ziehend, quer auf die Brücke und auf die Medulla oblongata in der Höhle der Oliven ein und führt diese Schnitte gleich bis in die Kleinhirnhemisphären durch (siehe Abb. 26).

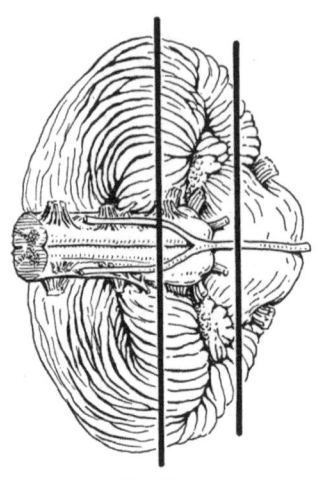

Abb. 26.
Die Schnitte durch das Kleinhirn

Findet man jedoch Veränderungen an der Ober- oder Unterfläche des Gehirns, die man nicht durch Frontalschnitte zerstören will, so führt man einen einzigen *Horizontalschnitt* (siehe Abb.27) durch die Großhirnhemisphären. Wir legen dazu das Gehirn auf die Großhirnhemisphären, so daß die Basis uns zugekehrt ist, und

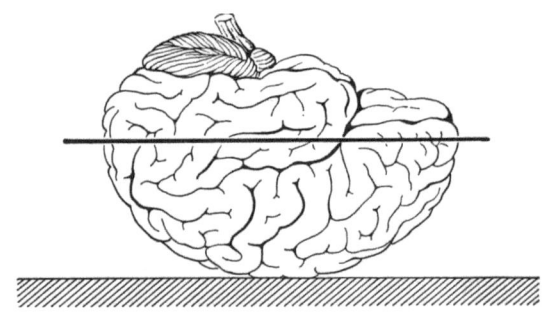

Abb. 27. Horizontaler Sagittalschnitt durch das Großhirn

schneiden mit einem langen angefeuchteten Messer in einem Zug vom Stirnpol durch die Stammganglien bis zum Occipitalpol durch, so daß also das Großhirn in einen oberen und einen unteren Teil zerfällt; an letzterem hängt das Kleinhirn.

Sektion des Gehirns

Zur *Herausnahme des Rückenmarkes* müssen wir den Wirbelkanal eröffnen, was gewöhnlich von hinten her geschieht. Man dreht daher die Leiche um und tritt auf die andere Seite des Obduktionstisches, bleibt also auf der rechten Seite der Leiche. Von hier aus führt man einen Schnitt über sämtliche Dornfortsätze der Wirbelkörper durch die Rückenhaut vom Kreuzbein bis an die Hinterhauptschuppe. Dann wird die Haut samt den langen Rückenmuskeln nach links und rechts von den Dornfortsätzen zur Seite präpariert, um die Wirbelbogen freizulegen. Etwa anhaftende Muskelreste, die sich später eventuell in der Säge verfangen könnten, schiebt man mit einem Raspatorium oder einem Meißel vorsorglich ab. Die Durchtrennung der Wirbelbogen geschieht mit einer Doppelsäge (siehe Abb. 3 j), d. h. einer Säge mit zwei parallelen, leicht bogigen Sägeblättern, deren Abstand voneinander mit Schrauben einstellbar ist. Dieser soll so bemessen sein, daß die Dornfortsätze bequem in den Zwischenraum zwischen den beiden Blättern Platz finden. Mit sägenden Bewegungen, die sich natürlich nur in der Längsrichtung der Wirbelsäule ausführen lassen, durchtrennt man nun die knöchernen Wirbelbogen zu beiden Seiten der Dornfortsätze. Um die Säge gut führen zu können, stellt man sich an das Kopfende des Obduktionstisches und führt die Doppelsäge leicht über den Dornfortsätzen entlang. Da es Schwierigkeiten macht, die Wirbelbogen dort aufzusägen, wo die Wirbelsäule einen nach hinten konkaven Bogen macht, also im Hals und Lumbalteil, sucht man diesen Bogen durch Unterlegen eines Klotzes zu strecken. Man beginnt an der Halswirbelsäule; wenn man spürt, daß der knöcherne Widerstand der Bogen verschwindet, rückt man weiter lumbalwärts vor. Durch einige zarte, von der Seite her geführte Hammerschläge auf die Dornfortsätze kann man die letzten eventuell noch stehengebliebenen Teile der Wirbelbogen sprengen. Ist man richtig vorgegangen, dann kann man den aus Weichteilen und abgesägten Wirbelbogenstücken bestehenden Streifen mit einem Querschnitt durchtrennen, mit der Knochenzange (siehe Abb. 3 b) packen und ihn bis an das Hinterhauptloch abheben. Das gelingt in der Regel leicht, wenn man etwa von der Säge verschonte Weichteile mit der Schere nachträglich durchtrennt. Nun soll der Duralsack unverletzt vorliegen. In der Regel entnimmt man ihn uneröffnet, d. h. zugleich mit dem Rückenmark aus der Leiche. Zu diesem Zweck wird er am tiefsten erreichbaren Punkt mit der Schere samt seinem Inhalt durchtrennt, der hier von der Cauda equina gebildet ist. Man faßt dann den Duralsack in eine chirurgische Pinzette und hebt ihn leicht an. Dabei spannen sich die aus ihm austretenden Nervenwurzeln, die man nunmehr mit einem Messer durchtrennt. Dabei erweist es sich als vorteilhaft, den Duralsack leicht nach einer Seite dann nach der anderen zu ziehen, um die gerade sich anspannenden 2—3 Wurzeln der anderen Seite zu durchtrennen. So gelangt man Schritt für Schritt bis an das Foramen occipitale, wo der Duralsack noch einmal durchtrennt werden muß. Ist vorher, wie das meist der Fall sein wird, das Gehirn vorschriftsmäßig entnommen worden, dann kommen wir gar nicht in die Lage, das Rückenmark durchtrennen zu müssen, da dies ja schon bei der Herausnahme des Gehirns geschehen ist. Sollte das aber nicht der Fall sein, so müssen wir möglichst weit kopfwärts mit der Dura gleichzeitig auch das Rückenmark durchtrennen. Nun legen wir den Duralsack auf ein Tischchen und eröffnen ihn entweder an seiner Vorder- oder seiner Hinterseite mit einer flach gehaltenen Schere, um das Rückenmark nicht zu verletzen. Dieses wird schließlich mehrfach quer eingeschnitten.

Die

16. Eröffnung des Knochenmarkes

führt man bei der Routine-Obduktion so aus, daß man das Sternum der Länge nach aufsägt oder die Wirbelsäule mit einem breiten Meißel (Abb. 3f) oder einer Säge kappt. Bei Bluterkrankungen wird man allerdings zumindest einen Femur herauslösen und aufsägen. Hier lassen sich auch immer Gewebsstücke aus der Markhöhle entnehmen, die frei sind von Knochensubstanz und daher ohne Entkalkung histologisch untersucht werden können.

Zur *Herausnahme des rechten Femurknochens* legen wir einen Hautschnitt über der Vorderfläche des Unterschenkels an, der etwa dem Verlauf des Knochens entspricht (Abb. 4). Er beginnt am Bauchdeckenschnitt, geht über die Mitte des Poupartschen Bandes und führt auf der medialen Seite der Patella um diese herum. Nun vertieft man den Schnitt durch Spalten der Muskulatur des Oberschenkels, bis zur Diaphyse des Knochens und präpariert die Muskeln auch seitlich von ihr ab. Am distalen Femurende durchtrennt man die Quadricepssehne zwischen Patella und Tibia. Nun hebt man das distale Femurende an, bis man das Knie in starke Beugestellung gebracht hat und durchschneidet die lateralen Bänder des Kniegelenkes sowie die Ligamenta cruciata des Kniegelenkes. Nachdem man auch die hinteren Kapselanteile durchtrennt hat, ist der Femur auf seiner Rückseite von Muskulatur zu befreien, die etwa in die Gegend unterhalb der Trochanteren. Nun umfaßt man den Femur mit der linken Hand und abduziert ihn, bis er im rechten Winkel vom Körper der Leiche absteht und drückt ihn gleichzeitig etwas nach hinten. In der Gegend des Acetabulum schneidet man auf den Femurkopf in der Längsrichtung des Körpers ein und durchtrennt die sich anspannenden Bänder des Kopfes; der Femurkopf springt jetzt vorne aus der Pfanne heraus. Es bleibt bloß noch das sich anspannende Ligamentum teres und der hintere Teil der Gelenkkapsel zu durchtrennen, um den Femurknochen aus der Leiche entnehmen zu können. Wenn die Präparation gelungen ist, sind am Knochen so gut wie keine Muskelreste hängen geblieben, so daß man ihn sofort in der Längsrichtung aufsägen kann.

17. Die Obduktion von Feten und Neugeborenen

Das Vorgehen bei der Obduktion von Feten und neugeborenen Kindern weicht infolge der dabei auftretenden besonderen Fragestellungen in manchen Einzelheiten von dem bisher geschilderten Verfahren ab. Zur Feststellung der Todesursache kommt hier nämlich noch die Verpflichtung, auf eventuelle Mißbildungen zu achten, die das Kind weniger lebensfähig gemacht oder überhaupt lebensunfähig gemacht haben könnten, und oft die auch gerichtsmedizinisch wichtige Frage, ob ein Neugeborenes gelebt hat oder nicht.

Bei der *äußeren Besichtigung* ist besonders auf Körperlänge und auf Gewicht zu achten. Zusammen mit den sogenannten Reifezeichen können wir so zu einem Urteil über den Schwangerschaftsmonat kommen, in dem das Kind geboren wurde.

Eine grobe Übersicht über das Verhalten der Körperlänge und des Gewichtes zur Schwangerschaftsdauer ergibt Tab. 3, S. 91. Ein reif geborenes Kind soll die Lanugo-Behaarung, die sich etwa bis zum 9. Schwangerschaftsmonat hält, verloren haben, die Kopfhaare sind etwa 2 cm lang; die Fingernägel überragen die Fingerkuppen; der Knochenkern im distalen Femur ist bereits vorhanden. Die Schamspalte bei weiblichen Kindern ist geschlossen, die Hoden befinden sich im Hodensack.

Die Farbe der *Haut* und Schleimhäute kann bei angeborenen Herzfehlern stark ins Bläuliche gehen und so schon von außen her den Verdacht auf das Vorliegen dieser Erkrankung lenken. Ein bereits bei der Geburt vorhandener oder am 1. Lebenstag auftretender Ikterus wird an eine Rh-Unverträglichkeit denken lassen.

Der *After* ist auf einen angeborenen Verschluß (Atresie) zu untersuchen. Normalerweise tritt bei Neugeborenen aus ihm Meconium aus.

Besondere Aufmerksamkeit ist dem *Nabel* und den Resten der Nabelschnur zu widmen, die ja nach der Geburt eintrocknet und zwischen 4. und 7. Tag abfällt; auch kann der Nabel die Eintrittspforte für eine bakterielle Infektion darstellen, die sich dann in der Vena umbilicalis fortpflanzt. Man wird sie also nach Eröffnung der Bauchhöhle besonders untersuchen, indem man Querschnitte anlegt und auch den Nabel von innen her inspiziert.

Bevor man die Hals- und Brustorgane der Leiche entnimmt, ist es angezeigt, die *Trachea* in situ von vorne her durch einen Längsschnitt zu eröffnen und auf ihren Inhalt zu prüfen. Bei den mit der Präparation verbundenen Maßnahmen können nämlich aspirierte Massen in der Trachea leicht nach beiden Richtungen verschoben werden und sind dann nicht mehr gut nachweisbar.

Die *Herzschnitte* werden in gewöhnlicher Weise angelegt, wobei man aber wegen des eventuellen Vorhandenseins von Mißbildungen besonders vorsichtig sein sollte. Es ist ratsam, die großen Gefäße, bevor man sie aufschneidet, zu sondieren, um sich über ihren Verlauf klar zu werden und kann dann das weitere Vorgehen danach einrichten. Weniger wichtig sind beim Neugeborenen die Kranzschlagadern.

Eine der einfachsten und ältesten Methoden, um nachzuweisen, ob ein Kind gelebt hat oder nicht, ist die mit Lungenparenchym angestellte *Schwimmprobe*. Man schneidet kleine Stückchen der Lungen heraus und bringt sie in ein mit Wasser gefülltes Gefäß. Sinken die Stückchen unter, so ist das ein Zeichen, daß sie kein Gas bzw. Luft enthalten, schwimmen sie, so ist das Gegenteil der Fall. Diese Probe kann allerdings trügen: einmal können Fäulnisgase in einer nicht beatmeten Lunge nach dem Tode entstehen und die Schwimmprobe fälschlich positiv gestalten; andererseits vermögen frühgeborene Kinder stunden-, ja tagelang ihren Sauerstoffbedarf aus den Bronchien zu decken, wobei die Alveolen nicht entfaltet sind, so daß die Schwimmprobe fälschlich negativ wird. Negativ ist natürlich die Schwimmprobe auch dann, wenn die Lungenalveolen von während der Geburt aspirierten Massen angefüllt sind. Dann sind zumeist bloß Teile der Lunge entfaltet, so daß es also angezeigt ist, immer mehrere Parenchymstückchen aus verschiedenen Lungenabschnitten der Schwimmprobe zu unterwerfen.

Die Sektion der *Organe des Oberbauches* wird in der auch beim Erwachsenen üblichen Weise durchgeführt.

In der *Niere* ist das Vorhandensein von Harnsäureinfarkten besonders zu beachten, weil sie erst nach der Geburt auftreten und nach etwa 2 Wochen wieder schwinden, so daß sie eine gewisse Zeitbestimmung erlauben.

Bei der Sektion des *Darmes* hat man darauf zu achten, wie weit die Füllung mit Meconium fortgeschritten ist — beim reifen Kind hat es den After erreicht (siehe oben).

Voll ommen anders gestaltet sich beim Neugeborenen die *Sektion des Kopfes*. Zunächst haben wir auf Ansammlungen von blutiger Flüssigkeit unter der Kopfschwarte oder blutige Abhebung des Periostes zu achten, die einen Schluß auf die Geburtslage erlauben. Wegen der Häufigkeit von Einrissen im Tentorium ist es notwendig, dieses und die Falx in ganzer Ausdehnung überblicken zu können. Dazu eröffnet man die Schädelhöhle mit dem sogenannten Korbhenkelschnitt (siehe Abb. 28): nach Abziehen der weichen Schädeldecken sticht man mit einem spitzen Blatt einer Knorpelschere seitlich der Mittellinie im Bereich der großen Fontanelle ein und schneidet dann den Knochen zusammen mit der Dura immer 1 cm seitlich von der Mittellinie nach dorsal bis etwa an den Hinterhauptspol auf, geht dann entlang der Linie, an der man beim Erwachsenen den Sägeschnitt anlegt, nach vorne und kehrt wiederum vom Stirnpol her 1 cm seitlich von der Mittellinie zur großen Fontanelle zurück. Dadurch fallen über beiden Großhirnhemisphären zwei Knochenplatten weg und es bleibt ein etwa 2 cm breiter Streifen der Schädelkapsel in der Mitte, der eben aussieht wie der Henkel eines Korbes, stehen. Wenn man die Hinterhauptspole der großen Hemisphäre vorsichtig aus der Schädelhöhle heraushebt, kann man jetzt schon Tentorium und Falx bequem zur Ansicht bringen. Nun trennt man die beiden Großhirnhemisphären zunächst voneinander durch Einschneiden des Corpus callosum, dann durchtrennt man die Pedunculi und kann jetzt die Hemisphären aus dem Schädel entnehmen. Die Tentoriumblätter lassen sich nun leicht in ganzer Ausdehnung überblicken. Da bei der geschilderten Entnahme der Großhirnhemisphären die Seitenventrikel zumindest teilweise eröffnet werden, ist es ein leichtes, sie von medial her zur Ansicht zu bringen, indem man stumpf mit dem Finger die stehengebliebenen Reste der Hirnsubstanz entfernt. So bekommt man Gelegenheit, die zwischen Nucleus caudatus und Thalamus unter dem Ependym verlaufende Vena terminalis zu inspizieren, die nicht selten der Ausgangspunkt von Blutungen ist.

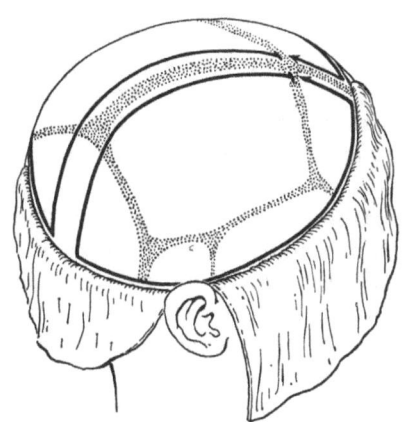

Abb. 28. Der „Korbhenkelschnitt"

Schließlich wird der Korbhenkelschnitt im Bereich der großen Fontanelle mit der Schere durchschnitten und nach rückwärts geschlagen. Das Tentorium trennt man wie beim Erwachsenen von der Felsenbeinpyramide und kann jetzt in der üblichen Weise Kleinhirn und Medulla oblongata aus der hinteren Schädelgrube entnehmen. Die Großhirnhemisphären und das Kleinhirn werden in der üblichen Weise seziert.

Zum Abschluß der Obduktion wird noch das *Knochensystem* untersucht. Im Bereich der am schnellsten wachsenden Knochen, der Rippen, untersuchen wir die Knorpel-Knochen-Grenze auf Veränderungen, die eventuell für eine Syphilis oder Rachitis sprechen könnten. Dazu durchtrennen wir eine Rippe etwa 3 cm lateral von der Knorpel-Knochen-Grenze im knöchernen Anteil mit der Knorpelschere, legen sie flach auf eine feste Unterlage, setzen ein Knorpelmesser in der Längsrichtung auf die Mitte der Rippe und durchschneiden knorpelige und knöcherne Anteile mittels eines Schlages der flachen Hand auf den Messerrücken. Den herausgenommenen Femur, den man in der Längsrichtung aufsägt, untersuchen wir — abgesehen von der Knorpel-Knochen-Grenze — auf das Vorhandensein des Knochenkerns in seinem distalen Ende (siehe oben).

Man sollte bei Neugeborenen, wenn möglich, immer auch gleichzeitig *Nabelstrang* und *Placenta* inspizieren und eventuell der histologischen Untersuchung zuführen.

18. Entnahme von Proben

Bevor die sezierten Organe wieder in die Leiche zurückgelegt oder für eine spätere Demonstration im Kühlschrank aufbewahrt werden, hat der Obduzent dafür zu sorgen, daß alle zu einer eventuellen weiteren Aufklärung des Falles nötigen Untersuchungen durchgeführt werden können.

In erster Linie wird es sich dabei um die *histologische Untersuchung* der Organe handeln. Man legt dazu am besten neue Schnittflächen an, die man nicht mit Wasser bespült, um die in den histologischen Präparaten so störende Hämolyse zu vermeiden, und schneidet eine höchstens 1 cm dicke Scheibe heraus. Die Größe der Scheibe wird von dem zur Verfügung stehenden Glasgefäß oder besser: der zur Verfügung stehenden Menge der Fixierungsflüssigkeit abhängen. Im allgemeinen sollen die Organe in etwa zehnfacher Menge der Fixierungsflüssigkeit eingebracht werden. Bei dünnen Organen, wie etwa Darm, Harnblase usw. besteht die Gefahr, daß sie sich in der

Fixierungsflüssigkeit zusammenfalten, so daß später ein orientiertes Herausschneiden nicht mehr möglich ist. Um dies zu vermeiden, legt man die frischen, feuchten Organe auf ein entsprechend zugeschnittenes Stückchen Pappe oder steifes Papier, auf dem es von selbst anklebt und fixiert beides zusammen. Im allgemeinen verwendet man als Fixierungsflüssigkeit Formol in Form des achtfach verdünnten Formalins (das entspricht einem 5%igen Formaldehyd, da dieser in 40%iger Lösung als „Formalin" oder „Formol" geliefert wird). Besser als reines Formol sind die verschiedenen Formolgemische wie z.B. Schaffers Gemisch (2 Teile 80% Alkohol, 1 Teil Formol) oder Bouins Gemisch (gesättigt wäßrige Pikrinsäurelösung 30 Teile, Formol 10 Teile, Eisessig 2 Teile).

Hat es sich um eine bakterielle Allgemeininfektion (Sepsis, Pyämie) gehandelt, so ist der *Nachweis von Bakterien* im Blut anzustreben. Zu diesem Zweck kann man mit einer sterilen Spritze nach Abbrennen des uneröffneten Herzens in den rechten Ventrikel eingehen und Herzblut ansaugen. Sehr bewährt hat sich auch die Herausnahme eines unverletzten Wirbelkörpers, den man im ganzen dem Bakteriologen übergeben wird, damit er selbst aus dem Mark Kulturen anlegen kann. Sollen Bakterien in Flüssigkeiten (Eiter, Exsudat) nachgewiesen werden, so entnimmt man eine Probe mit einem sterilen Tupfer (siehe Abb. 1).

Einer *chemischen Untersuchung* wird man gegebenenfalls Harn und Gallensteine zuzuführen haben.

Eine *Röntgenuntersuchung* ist bei allen Knochenuntersuchungen zu empfehlen — sie ergibt an den von Weichteilen befreiten Knochen viel klarere Bilder als sie am Lebenden gewonnen werden können. Auch zur Suche von Metallsplittern in den Organen soll man die Röntgenuntersuchung heranziehen, und zwar möglichst bevor man auf der vergeblichen Suche nach dem Splitter das Organ allzu stark zerschnitten hat.

19. Die Herrichtung der Leiche nach der Obduktion

Diese durchaus nötige Verrichtung wird in den Prosekturen routinemäßig von den Sektionsgehilfen vorgenommen. So geht das Gefühl dafür verloren, daß eigentlich der Obduzent selbst dafür verantwortlich ist, daß die Leiche, die er zerlegt hat, wieder in einen die Pietät der Angehörigen nicht verletzenden Zustand gebracht wird. Er sollte daher wissen, wie das zu geschehen hat, denn er könnte vielleicht später einmal in die Lage kommen, nicht bloß die Leiche allein öffnen, sondern auch allein schließen zu müssen.

Zunächst haben wir alle Körperhöhlen (Brustkorb, Bauchhöhle, Kopfhöhle), aus denen wir die Organe entnommen haben, wieder zu füllen, entweder mit den Organen selbst oder mit einem Füllmaterial, das möglichst trocken sein soll. Dann vernäht man die Haut im Hautschnitt mittels einer groben Nadel und einem festen

Bindfaden oder Seidenfaden wie in Abb. 29 dargestellt. Man beginnt dabei an der Symphyse und schreitet über den Bauch und Brustkorb fort, um dann noch einmal von einer Schulter zur anderen zu nähen. Schließlich vernäht man noch den Hautschnitt am Schädel. Die Nähte sollen dichthalten, damit keine Flüssigkeit durchsickert.

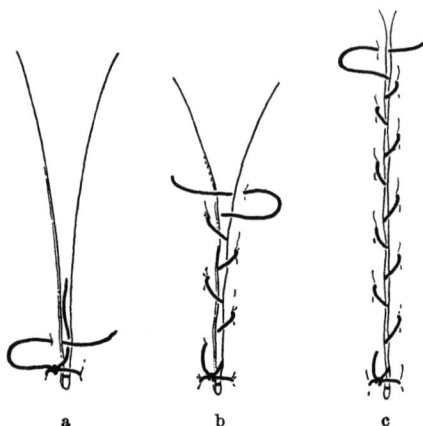

Abb. 29. Die Vernähung des Hautschnittes.
a Knüpfen des ersten Knotens und Versenken des einen freien Endes; b und c Fortlaufende Zick-Zack-Naht

Besondere Sorgfalt ist darauf zu verwenden, daß die knöcherne Schädelkalotte genau auf die Schädelbasis paßt, da sonst eine im Bereiche der Stirne leicht erkennbare Stufe den angelegten Sägeschnitt erkennen läßt. Will man ganz sicher gehen, so treibt man an zwei Stellen kleine Drahtstifte in die Diploë der Schädelbasis, auf die dann die Kalotte fest aufgesetzt wird.

B. Der pathologisch-anatomische Befundbericht

I. Allgemeine Grundsätze

Jede Leichenöffnung soll uns Veränderungen an den Organen aufdecken, die es gestatten, zu einem Urteil über die vorliegende Krankheit zu gelangen. Die geistige Tätigkeit des Obduzenten geht daher stets nach zwei Richtungen: die eine wird in der Aufdeckung, d.h. dem Aufsuchen und Feststellen der krankhaften Organveränderungen bestehen, die andere in ihrer zusammenfassenden Deutung: der Analyse hat auch hier wie bei jeder Naturforschung, die Synthese zu folgen. Es gibt wohl kaum ein Gebiet in der Medizin, in dem die Anwendung dieser Grundsätze so klar zutage tritt — deshalb ist die Tätigkeit am Sektionstisch für den angehenden Arzt und Wissenschaftler eine ausgezeichnete Schule. Am Sektionstisch hat er auch Gelegenheit, den grundlegenden Unterschied zwischen „Befund", d. h. dem unbestechlich genauen Registrieren von Tatsachen und der von Erfahrung und Wissen des einzelnen abhängigen Deutung, der „Diagnose" unmittelbar mitzuerleben.

Da wir bei jeder Leichenöffnung ein in seiner Art einmaliges Naturereignis, nämlich Krankheit und Tod eines Mitmenschen, aufzuklären haben, muß es unser Bestreben sein, sowohl die Beobachtungen wie die Schlüsse, die wir aus ihnen ziehen, so festzuhalten, daß auch andere den Wegen, die unsere Gedanken gegangen sind, später zu folgen vermögen. Dazu ist es einmal nötig, das mit unseren Sinnen bei der Leichenöffnung Wahrgenommene schriftlich niederzulegen, gewissermaßen mit Worten zu photographieren[1]. Dies ist Aufgabe des pathologisch-anatomischen Befundberichtes. Daran schließen wir die pathologisch-anatomische Diagnose, die jene Wahrnehmungen nach dem augenblicklichen Stand unseres Wissens benennt und ausdeutet. Es ist klar, daß den Arzt und Kliniker im Augenblick diese Diagnose in erster Linie interessiert. Das sollte aber nicht darüber hinwegtäuschen, daß es sich dabei doch um das vergänglichere jener beiden Dokumente handelt. Ebenso wie wir heute vielleicht mitleidig über die Deutungen und Diagnosen unserer wissenschaftlichen Vorfahren vor 100, ja vor 40 oder 50 Jahren auf Grund unseres heutigen Wissens herabblicken, ebenso wird es — so wollen wir im Glauben an den stetigen Fortschritt hoffen — auch einmal mit uns ergehen. Was bestehen bleibt, ist der richtig gesehene und abgefaßte Befundbericht, sei er nun vor 50 Jahren oder heute niedergelegt. So blicken jedem, der einen Befundbericht verfaßt, gewissermaßen kommende Geschlechter über die Schulter und erwarten von ihm Genauigkeit und Gewissenhaftigkeit bei seiner Arbeit, damit sie diese mit ruhigem Gewissen als Grundlage neuer wissenschaftlicher Deutungen benutzen können.

Zur Abfassung eines guten Befundberichtes gehört eigentlich nichts weiter, als eine aufmerksame Anspannung aller Sinne und

---

[1] Man kann natürlich einen Befund auch tatsächlich photographisch festhalten — ein Verfahren, dessen Anwendung allerdings durch die Anforderungen, die es an Zeit und Geld stellt, begrenzt wird.

eine gewisse Wendigkeit in der Wortfindung, die auch ein Anfänger nach kurzer Übung schon erlernen kann. Gerade diese Ansprüche, die an ihn gestellt werden, schärfen seinen Blick für gröbere und feinere Einzelheiten, ja die Forderung nach schriftlicher Fixierung des Beobachteten zwingt ihrerseits wiederum den gewissenhaften Obduzenten, genauer zu beobachten, als er es sonst wahrscheinlich täte. Mit Recht wird daher in der Prüfungsordnung gefordert, daß der Kandidat beim Staatsexamen nicht nur imstande sein müsse, die vollständige Sektion einer Körperhöhle durchzuführen, sondern auch ,,den Befund sofort niederzuschreiben". Das will gelernt sein, und hier wie überall ist aller Anfang auch für den aufmerksamsten Beobachter und den geübtesten Stilisten schwer. Kann doch die Beschreibung, die jeder Befundbericht darstellt, mit verschiedener Gründlichkeit durchgeführt werden. Es gibt Berichte, die jedes Muttermal, jede kleinste Schrunde erwähnen und sich über viele Druckseiten hin erstrecken. Andere wiederum begnügen sich mit ein paar kurzen, prägnanten Feststellungen und erschöpfen sich in wenigen Sätzen. Es wird von der zur Verfügung stehenden Zeit, von dem Zweck der Leichenöffnung und von den Notwendigkeiten des praktischen Lebens abhängen, welche Ausdehnung man einem Befundbericht gibt. An jedem Institut hat sich aus den gegebenen Möglichkeiten und Beschränkungen eine Art der Berichterstattung hinsichtlich dessen, was erwähnt und was nicht erwähnt wird, herausgebildet, so daß ins einzelne gehende Anweisungen zur Abfassung des Befundberichtes, die allgemeine Gültigkeit beanspruchen könnten, kaum zu geben sind. Gleich sind aber allerorts die Grundsätze, nach denen solche Berichte abgefaßt werden. Deshalb seien in den folgenden Seiten einige Regeln angegeben, an die man sich zunächst bei der Abfassung eines Befundberichtes halten kann. Erst wenn man diese Grundregeln beherrscht und anzuwenden vermag, darf man sich jene Freiheit erlauben, die nur das Gesetz geben kann. Wir lehnen es aber bewußt ab, für die Verfassung des Befundberichtes ein womöglich vorgedrucktes Schema zu empfehlen, da dieses nur zur gedankenlosen Ausfüllung erzieht und das wesentliche Gefühl der Verantwortlichkeit verkümmern läßt.

Im folgenden seien einige Regeln von allgemeiner Bedeutung zusammengestellt:

Reihenfolge. Ein Befundbericht soll so beschaffen sein, daß er einem späteren Leser gestattet, alles bei der Leichenöffnung Wahrgenommene gewissermaßen im Geiste mit zu schauen. Daher ist es am besten, diese Wahrnehmungen gleich in dem Augenblick, in dem sie gemacht werden, im Diktat festzuhalten. Ist das aus äußeren Gründen nicht angängig, so soll man dies, um ja nichts zu vergessen, möglichst bald nach der Obduktion und an Hand der Leichenorgane nachholen. Da wir den Befundbericht am besten gleich bei der Obduktion diktieren, ist damit auch schon die Reihenfolge gegeben, in der die Beobachtungen festgehalten werden: sie entspricht dem Gang der Obduktion und ist damit von der jeweils gewählten Obduktionstechnik abhängig. Der Erfahrene wird daher aus einem richtig verfaßten Befundbericht ohne weiteres die Methode ablesen können, nach der vorgegangen wurde.

Gliederung. Entsprechend dem Gang der Obduktion (siehe Abschn. A) gliedern wir auch den Befund um seine Übersichtlichkeit zu gewährleisten, etwa folgendermaßen:

1. Äußere Besichtigung
2. Bauch- und Brustsitus.

Unter Situs verstehen wir dabei bloß die Lage der Eingeweide in den einzelnen Höhlen. Da ihre Lagebeziehungen durch Herausnahme der Organe oder Organpakete aus der Leiche zerstört werden, ist es wichtig, diese vorher zu überprüfen und in Worten festzuhalten. Veränderungen an den Organen und an den Organoberflächen werden nur insoweit beim Situs zu vermerken sein, als sie Beziehungen zweier oder mehrerer Organe zueinander betreffen, wie z.B. Verwachsungen, Lage des Herzens im Brustkorb usw. Alle am Organ selbst feststellbaren Einzelheiten werden bei der Obduktion des betreffenden Organs beschrieben. Zu erwähnen sind ferner auch die eventuellen Ergüsse in den einzelnen Höhlen. Da zunächst immer die Bauchhöhle eröffnet wird, ist auch die Lage der Baucheingeweide zuerst zu beschreiben.

3. Hals- und Brustorgane
4. Bauchorgane
5. Schädel
6. Besondere Präparationen, Knochen und Knochenmark.

Vollständigkeit. Genauso wie bei der Obduktion jedes Organ betrachtet wird, so soll auch der Befundbericht vollständig sein und nicht bloß „wichtig" erscheinende Veränderungen vermerken. Ist doch im gegebenen Augenblick nicht abzusehen, welche Veränderungen dereinst im Rahmen neuer Erkenntnisse einmal noch bedeutungsvoll werden könnten. Auch Organe, an denen kein krankhafter Befund erhoben wurde, sind daher zumindest im Befund zu erwähnen, da sonst bei einem späteren Leser mit Recht Zweifel darüber auftauchen könnten, ob diese Organe tatsächlich betrachtet wurden. Um so mehr wird man Organe oder Höhlen, die aus irgendeinem Grunde nicht untersucht wurden, besonders im Befundbericht vermerken.

Telegrammstil. In den Berichten soll jedes unnötige Wort vermieden werden. Daher heißt es immer, sie seien im Telegrammstil abzufassen. Wir verstehen darunter, daß Prädikate wie: „ist", „findet sich", „zeigt sich", „erweist sich", „erscheint" usw. weggelassen werden. So sind die Sätze: „Die Leber ist verkleinert, zeigt eine höckerige Oberfläche, ihre Beschaffenheit erweist sich als hart, auf der Schnittfläche erscheint das Parenchym in rundlichen Inseln angeordnet" ohne weiteres zu verkürzen in: „Die Leber verkleinert, von harter Beschaffenheit, die Oberfläche höckerig, auf der Schnittfläche das Parenchym in rundlichen Inseln angeordnet". Man soll aber auch den Telegrammstil nicht übertreiben. Aussagen wie: „Große Schilddrüse mit honigartig glänzender Schnittfläche" stellen keinen durch Weglassung des Prädikats verkürzten Satz mehr dar, sondern sind Etiketten! Wir sagen also besser: „Die Schilddrüse vergrößert, die Schnittfläche honigartig glänzend" — wobei wir immer noch in Gedanken ergänzen können „erscheint" oder „ist"!

Obduktionstechnik und Befund. Die Fälle, in denen man durch ein Zeitwort einen Vorgang ausdrücken muß, werden im allgemeinen selten sein, denn der einzige Vorgang, der sich bei der Leichenöffnung abspielt, ist die Leichenöffnung selbst. Die Beschreibung der einzelnen Verrichtungen gehört in der Regel nicht in den Befundbericht, so daß also Sätze: „Nunmehr wird die Lunge am Hilus abgetrennt" auch in der Verkürzung „Nach Abtrennung der Lunge am Hilus ..." in der Regel überflüssig sind. Nur dann, wenn infolge der besonderen Lage der Verhältnisse vom üblichen, in jeder Sektionsanweisung nachzulesenden Gang der Obduktion abgewichen wird, empfiehlt es sich manchmal, die besondere Art des Vorgehens zu vermerken und zu begründen, z. B.:

„Die Dünndarmschlingen durch bindegewebige Verwachsungen miteinander verbacken, so daß sie ohne Zerreißung ihrer Wand nicht voneinander zu lösen sind. Daher wird ein Messerschnitt durch das ganze Konvolut angelegt."

Zustände und Vorgänge. Wir müssen es auch vermeiden, beobachtete Zustände als Vorgänge zu beschreiben. Der im Augenblick der Leichenöffnung zu erhebende Befund stellt natürlich nur ein durch den Eintritt des Todes fixiertes Augenblicksbild in einer Kette von Veränderungen dar, die wir manchmal auf Grund unserer Kenntnisse leicht erschließen können. Wenn wir aber bloß das ausdrücken sollen, was wir wirklich sehen, dann dürfen wir z.B. nur sagen: „Am Grund des Geschwürs die eröffnete Lichtung einer kleinen Arterie", und nicht: „Das Geschwür hat an seinem Grund eine Arterie arrodiert."

Genauigkeit. Wir haben zu trachten, bei der Beschreibung das, was wir bei der Obduktion gefunden haben, möglichst genau wiederzugeben. Worte wie „groß" und „klein" erhalten erst eine Bedeutung dadurch, daß wir sie auf uns bekannte (normale) Größenwerte beziehen — also eigentlich bedeuten müßten „vergrößert" und „verkleinert". Dann erhebt sich natürlich sofort wieder die Frage: wie stark vergrößert oder verkleinert gegenüber der Norm? Ausdrücke wie „außerordentlich vergrößert" und „stark verkleinert", sind wiederum zu unbestimmt. Es bleibt also nichts anderes übrig, als zum Maßstab oder zur Waage zu greifen und soweit als möglich Zahlen anzugeben. Durch einen Blick auf die entsprechenden Tabellen (siehe Anhang) kann man, ebenso wie ein späterer Leser des Befundes, sich leicht davon überzeugen, inwieweit z.B. eine Milz in Größe und Gewicht von der Norm abwich. Aber auch Befunde, für die keine normalen Vergleichszahlen zur Verfügung stehen, wie z.B. die Ausdehnung eines Geschwüres oder die Größe eines Tumors sollte man in Zahlen ausdrücken.

Man kann natürlich auch hier übertreiben, indem man versucht, die ganzen Befunde in Zahlen aufzuschlüsseln. Ein solcher Befund wird dann zu Gunsten seiner Genauigkeit alle Anschaulichkeit verlieren. Außerdem besteht die Gefahr, daß er auch die Genauigkeit einbüßen könnte, wenn eine größere Zahl von Leichenöffnungen die für jede einzelne zur Verfügung stehende Zeit beschränkt und die Messungen dann ungenau gehandhabt werden. Hat es denn, von bestimmten Fällen abgesehen, wirklich einen Sinn, bei jeder Leichenöffnung z. B. jede Nebenniere nach drei Dimensionen abzumessen und abzuwiegen, wozu man sie natürlich säuberlich von dem anhaftenden Fettgewebe befreien muß, um richtige Zahlen zu erhalten? In dem gewöhnlichen Arbeitstag eines größeren pathologischen Institutes mag es genügen, wenn regelmäßig die Gewichte von einigen wenigen Organen wie Herz, Leber, Milz und Nieren, diese aber genau, bestimmt werden.

Anschaulichkeit durch Vergleiche. Es ist eine alte Gepflogenheit in der Medizin, krankhafte Veränderungen mit allgemein bekannten Gegenständen zu vergleichen — und was könnte allgemein mehr bekannt sein als Nahrungsmittel[1]?

Manche derartigen Vergleiche haben sich allgemein zur Kennzeichnung bestimmter Veränderungen eingebürgert, wie „Himbeerzunge", „Sago-" und „Schinkenmilz" usw. Ein Hinweis auf eine.derartige Beschaffenheit in einem Befundbericht ist dadurch fast gleichbedeutend mit einer Diagnose geworden.

Vorsichtig sollte man freilich sein, wenn man Vergleiche heranzieht zur Kennzeichnung von Größenverhältnissen. Eine Aussage wie: „Im Myometrium drei kirschgroße und zwei apfelgroße Knoten" ist ungenau, da die Größe von Kirsche und Apfel zu sehr schwankt. Hier ist es schon besser, zahlenmäßige Angaben zu machen, wie etwa: „Im Myometrium zwei Knoten von je 1,5 cm und einer von 8 cm Durchmesser." Allerdings wird man nicht immer und überall den Maßstab anlegen wollen oder können. Dann erweist sich der Vergleich mit Objekten von allgemein bekannter Größe (siehe oben die Kirsche und der Apfel) als das Vorteilhafteste. Man achte nur immer darauf, daß man zur Bezeichnung von Flächenausdehnungen auch wirklich zweidimensionale oder besser flache Gebilde, zur Bezeichnung von Rauminhalten dreidimensionale Gebilde heranzieht. Ein Geschwür ist linsengroß und nicht erbsengroß, während ein Geschwulstknötchen erbsen- und

---

[1] Freilich hat man hier mit regionären Verschiedenheiten zu rechnen: in Österreich, wo man unter Schinken den gekochten (Prager) Schinken versteht, ist die Bezeichnung „Schinkenmilz" für die diffuse Amyloidose dieses Organs so lange unverständlich, bis man erfährt, daß mit dem Vergleich der bloß geräucherte (westfälische) Schinken gemeint ist. Auch soll es vorgekommen sein, daß jemand in einer Sago nicht benutzenden Gegend die Sagokörner in einer Suppe als solche erst infolge ihrer Ähnlichkeit mit den Follikeln einer „Sagomilz" erkannt hat.

nicht linsengroß ist. Zur Auswahl seien einige Beziehungsobjekte für beide Betrachtungsarten angegeben.

Körper:		Flächen:
Mohnkorn	Pflaume, Dattel	Linse
Stecknadelkopf	Taubenei, Hühnerei	Münzen verschiede-
Hirsekorn	Mandarine, Apfel	nen Wertes:
Erbse, Reiskorn	Mannsfaust,	Vom 5 Pf.-Stück bis
Kirschkern	Kindskopf, Manns-	zum 5-Markstück,
Kirsche, Pflaumenkern	kopf	Kinderhandteller,
		Handteller.

Zeichnerische Darstellung von Befunden. Manchmal ist es sehr umständlich, ja fast unmöglich, Lage und Ausdehnung von Veränderungen, wie z.B. Hautverbrennungen mit Worten zu beschreiben. Eine dem Befund beizufügende Skizze erleichtert nicht bloß dem Obduzenten seine Aufgabe, sondern macht auch den Befund für den späteren Leser viel anschaulicher als Worte es je vermöchten. Zum Zwecke solcher zeichnerischen Darstellung von Befunden sind Vorlagen entwickelt worden, in die der Obduzent seine Beobachtungen bloß einzutragen braucht. Einige dieser Vorlagen sind im Anhang zu finden. Darüber hinaus lassen sich oft genug komplizierte Verhältnisse, deren Beschreibung mit Worten allzu umständlich ist, wie z.B. Zustände nach mehrfachen Operationen am Magen-Darm-Trakt, durch schematische Zeichnungen sehr übersichtlich wiedergeben, die dann die Beschreibung, wenn auch nicht ersetzen, so doch wesentlich erleichtern.

Keine Diagnosen statt Beschreibung! Bei der ganz verschiedenen Bedeutung, die wir dem Befundbericht und der deutenden Diagnose zumessen, ist es klar, daß wir einerseits trachten müssen, in den Befundbericht keine Diagnose und in die Diagnose keine Beschreibung einfließen zu lassen. Die Versuchung liegt immer nahe, z.B. statt der Beschreibung der gestauten Milz: ,,Die Milz kaum vergrößert, auf der Schnittfläche blaurot, die Trabekel deutlich sichtbar, die Konsistenz ausgesprochen hart" einfach zu schreiben: ,,Die Milz chronisch gestaut."

Keine histologischen Befunde vorwegnehmen! Ebensowenig ist es statthaft, das Ergebnis der histologischen Untersuchung in irgendeiner Form vorwegzunehmen. Wenn wir bei der Leichenöffnung eine vergrößerte, teigig weiche, gleichmäßig gelbe Leber finden, wissen wir zwar aus unserer mit dem Mikroskop gewonnenen Erfahrung, daß es sich um eine Leberverfettung handelt, das berechtigt uns aber nicht, die eben gegebene Beschreibung durch die Worte ,,die Leber verfettet" zu ersetzen.

,,*Normal*", ,,*ohne krankhaften Befund*", ,,*o. B.*". In einem genauen Befundbericht ist jedes Organ nach allen Richtungen zu beschreiben. Nun kommt es aber sehr häufig vor, daß eine ganze Reihe von Organen kaum oder überhaupt nicht von der Norm abweicht. Es ist natürlich ermüdend und bei einer größeren Obduktionszahl auch zeitraubend, bei allen diesen Organen immer wieder die Beschreibung eines normalen Organs wiederzugeben, die so schließlich zu einer Art von stereotyper Formel herabsinken würde. Für solche Fälle mag dem geübteren Betrachter der Ausweg erlaubt sein, diese Beschreibung durch Worte: ,,Ohne krankhaften Befund", oder ,,nicht von dem gewöhnlichen Befund" bzw. ,,nicht von der Norm abweichend" zu ersetzen. Wir billigen diese Freiheit allerdings nur dem Geübten zu, der Anfänger muß es sich zur Regel machen, zunächst alles zu beschreiben und wird erst dann vom Geübten auf die Abweichungen von der Norm aufmerksam gemacht werden.

Negative Feststellungen. Manchmal ist es wichtig, nicht bloß festzustellen, daß gewisse Veränderungen in einem Organ vorhanden sind, sondern, was meistens schwerer ist — zu erkennen, daß andere fehlen. Das ist besonders dann der Fall, wenn in der klinischen Diagnose eine Krankheit erwähnt wird, deren Vorhandensein wir bei der Leichenöffnung nicht feststellen können. Hat z.B. die klinische Diagnose: ,,Magengeschwür" gelautet und wir finden eine normale glatte Schleimhaut, so könnte gegebenenfalls der einfache Befund: ,,Die Magenschleimhaut graurot, glatt", den Verdacht erwecken, daß der Obduzent doch vielleicht ein Geschwür übersehen habe, weil er nicht besonders darauf achtete. In solchen Fällen ist es gut, hinzuzufügen: ,,nirgends ein geschwüriger Zerfall feststellbar". Ebenso sagt uns der Satz: ,,an den Beinen keine erweiterten Venen, keine Schwellungen", daß der Obduzent besonders auf eventuelles Vorhandensein von Varicen und Ödemen geachtet hat. Man darf aber auf der anderen Seite diese negativen Feststellungen nicht übertreiben, sonst könnte man bei jedem Organ eine unabsehbare Liste von Veränderungen aufführen, die nicht vorhanden sind, wie: „die Leberoberfläche glatt, nicht gehöckert, nicht gefurcht, nicht belegt, nicht verwachsen usw. usw."

Farben. In den Befundberichten sollen diejenigen Eindrücke möglichst objektiv niedergelegt sein, die uns unsere Sinne bei der Leichenöffnung vermitteln. Unter diesen Sinneseindrücken stehen natürlich diejenigen des Auges obenan. Eine Schwierigkeit besteht meist in der richtigen Bezeichnung der Farben. Wir haben es selbstverständlich nie mit reinen Spektralfarben zu tun, sondern mit Farbmischungen, so daß man ohne Bezeichnungen wie graurot, blaugrün usw. nicht auskommt. Man darf aber hier nicht übertreiben. Drei Farben nebeneinander genannt, ergeben dem Leser keine anschauliche Vorstellung mehr (z. B. gelb-braunrot). Grundsätzlich sollte man daher immer versuchen, zwei Grundfarben als wesentliche zu erfassen und falls man unbedingt nicht anders auskommen kann, eine dritte, vielleicht andeutungsweise vorhandene Farbtönung besonders erwähnen, z. B. „mit einem Stich ins ...".
Auf der anderen Seite muß betont werden, daß man sich die Sache auch nicht zu einfach machen soll, indem man bloß von „hell" und „dunkel" redet. Hell und dunkel sind keine Farben, sondern drücken nur die Intensität einer noch näher zu bezeichnenden Farbe aus, so daß also die Beschreibung, ein Organ sei hell oder dunkel, hinsichtlich der Farbe gar nichts aussagt.

Unter den Mischfarben, in denen uns die Organe erscheinen, wird ein Farbton so gut wie nie fehlen, nämlich das auf den Blutgehalt zurückgehende Rot. Der Anfänger wird daher in alle seine Farbbeschreibungen die rote Farbe stets mit einem gewissen Recht aufnehmen. Der Erfahrene neigt hingegen dazu, die ihm an allen Organen geläufige rote Farbtönung zu übersehen, zugunsten derjenigen Farben, die außerdem noch vorhanden sind und auf die Eigenfarbe der Parenchyme zurückgehen, weil er aus ihnen auf die Veränderungen im Parenchym selbst Rückschlüsse zieht. Für ihn steckt das „Rot" des Blutes schon in der Farbbezeichnung „Braun", das ja eigentlich selbst eine Mischfarbe von rot und gelb ist. Übrigens läßt sich oft genug ein gewissermaßen aus der Entfernung wahrgenommener, schwer zu beschreibender Farbeindruck dann besser wiedergeben, wenn man näherrückt und erkennt, daß das betreffende Organ nicht überall gleichmäßig gefärbt ist, sondern mehr oder minder regelmäßig verteilte Gebiete verschiedenen Farbwertes enthält.

Geruch. Geruchsempfindungen werden wir verhältnismäßig selten wahrnehmen und in der Beschreibung festzuhalten haben, sie sind allerdings sehr kennzeichnend und man sollte sich schon möglichst früh die Gerüche einprägen, die oft genug zunächst der einzige Hinweis auf eine bestimmte Grundkrankheit sind: aromatischer Obstgeruch bzw. Acetongeruch (diabetisches Koma); stechender ammoniakalischer Geruch der Schleimhäute (Urämie) usw. Man hüte sich aber, einen urinösen Geruch der Niere als eine besondere krankhafte Abweichung anzusehen, denn jede Niere riecht mehr oder minder nach dem Harn, den sie produziert. Stinkender Jauchegeruch ist kennzeichnend für die durch Fäulniserreger hervorgerufene Eiweißzersetzung, die Gangrän.

Konsistenz. Schließlich sei noch der Tastsinn erwähnt. Neben dem Auge ist es der wichtigste Sinn, da er nicht wie das Auge an der Oberfläche sich erschöpft, sondern auch tieferliegende Veränderungen zu erfassen imstande ist, die man erst dem Auge zugänglich machen muß. Der Anfänger neigt gewöhnlich dazu, sich mehr auf seinen Tastsinn zu verlassen als auf sein Auge und scheint oft zu glauben, daß man die richtige Deutung aus einem Organ geradezu herausdrücken könne. Nichts ist aber so sehr zu verurteilen, als das sinn- und ziellose Zerquetschen der Organe zwischen den Fingern. Man betaste vielmehr ein Organ so, als ob es noch lebte, und suche jene ,,leichte Hand" sich zu erwerben, die beim klinischen Arzt so geschätzt ist. In der Tat ist die Konsistenz eines Organs oft ein wichtiger Wegweiser zur Auffindung und richtigen Deutung krankhafter Veränderungen. Da uns zur Beschreibung der Tastempfindungen nur wenige Worte zur Verfügung stehen, wird man hier besonders auf verdeutlichende Vergleiche angewiesen sein.

Geschmack. Der Geschmackssinn spielt heute begreiflicherweise keine Rolle mehr bei den Leichenöffnungsbefunden. Früher mußten Ärzte allerdings feststellen, ob der Harn süßlich oder geschmacklos sei, um einen Diabetes mellitus von einem Diabetes insipidus zu unterscheiden. Dieser Art von Diagnostik sind wir Gott sei Dank überhoben.

Stil. Dem Anfänger wird auch dann, wenn er stilistisch recht gewandt ist, die Beschreibung von Organen und deren krankhaften Veränderungen schwer fallen, weil ihm zunächst nicht genügend passende Worte zur Verfügung stehen. Erst mit der Zeit stellt sich ein gewisser Wortschatz ein, dessen regelmäßige Anwendung allerdings die Gefahr mit sich bringt, daß manche Wortzusammenstellungen stereotyp, d.h. mehr oder minder gedankenlos gebraucht werden. Für den Anfang sei auf die im Anhang wiedergegebenen Befunde verwiesen.

Histologische Befunde. Die histologischen Organbefunde werden in ähnlicher Weise abgefaßt, wie die eben besprochenen makroskopischen: eine im Telegrammstil abgefaßte Beschreibung sucht die Besonderheiten des mikroskopischen Bildes, in erster Linie seine Abweichungen von der Norm festzuhalten. Zum Unterschied von der makroskopischen Beschreibung endet aber der mikroskopische Befund eines Organs stets mit einer Organdiagnose, wie z.B. ,,Leberverfettung" oder ,,Frischer Herzmuskelinfarkt" usw. Wie man zu solchen histologischen Diagnosen gelangt, wird im pathologisch-histologischen Kurs gelehrt — fällt also aus dem Rahmen dieses Büchleins. Uns interessiert hier bloß, daß solche Organdiagnosen der abschließenden Diagnose eines ganzen obduzierten Falles zugrunde liegen, wie im nächsten Abschnitt auszuführen sein wird.

II. Organbeschreibung
1. Allgemeines

Auch bei der Beschreibung eines einzelnen Organs haben wir eine gewisse Reihenfolge einzuhalten.

Betrachtung des Organs von außen: Größe, Form und Oberfläche. Bei der Bestimmung der *Größe und Form* muß uns die Erfahrung aus der normalen Anatomie zu Hilfe kommen, um etwaige Abweichungen sicher zu erkennen. Der Geübte trägt das Erinnerungsbild des normalen Organs, aus vielfältiger Erfahrung gewonnen, geistig als Maßstab in sich. Will man genau sein, so kann man die Größe und Form in Zahlen festlegen und das Gewicht, sowie die einzelnen Durchmesser bestimmen, um sie mit den Normalzahlen zu vergleichen. Das ist um so wichtiger, als ja die Größe und oft auch die Form der Organe sich entsprechend den Lebensaltern stark verändert. Als Anhaltspunkte sind im Anhang Maße und Gewichte für die meisten Organe angegeben.

Die *Oberfläche* vieler Organe ist mit einem Serosaüberzug versehen, der genau betrachtet werden muß. Eine normale Serosa besteht aus einem ganz dünnen bindegewebigen Häutchen, das von platten Serosadeckzellen überzogen ist. Diese Zellen schließen fast fugenlos aneinander, vergleichbar etwa den Kacheln eines Badezimmers. Ebenso wie eine gekachelte Wand wird auch eine von Serosa bekleidete Oberfläche vollkommen glatt erscheinen und glänzen. Während aber andere Organe (und nicht gekachelte Wände) nur glänzen, wenn sie feucht, d. h. von einer dünnen Wasserschicht überzogen sind, glänzen die serosabedeckten Oberflächen (und gekachelten Wände) auch dann, wenn wir jede Spur von Flüssigkeit mit dem Messerrücken (oder einem Tuch) abgestreift haben. Da die Serosadeckzellen ebenso wie das unter ihnen liegende bindegewebige Häutchen sehr dünn sind, kann man durch sie hindurch Farbe und Zeichnung des betreffenden Organs erkennen. Die normale Serosa ist also nicht bloß glatt und glänzend, sondern auch durchscheinend. Unter krankhaften Umständen kann sie dagegen rauh und trübe werden. Das ist besonders dann der Fall, wenn die Serosa von Fibrinbelägen bedeckt ist, deren Alter wir dadurch bestimmen können, daß wir sie zu entfernen suchen: frische *Fibrinbeläge* lassen sich leicht entweder mit der Pinzette abziehen oder mit dem Messer abschaben, wobei dann die unterliegende glatte Serosa zum Vorschein kommt; alte Fibrinbeläge, die bereits von der Unterlage her durch ein Granulationsgewebe organisiert werden, lassen sich nicht mehr so leicht entfernen — beim Versuch, sie abzuschaben, werden die Capillaren des Granulationsgewebes eingerissen, so daß nicht die glatte Serosa, sondern eine rauhe, von Blutpunkten durchsetzte Oberfläche zum Vorschein kommt. Nicht von Serosa überzogene Organoberflächen, wie etwa die der entkapselten Niere, können glatt sein, sie glänzen aber nur, wenn sie feucht sind.

Schnittfläche: Farbe, Zeichnung, Gewebssaft. Auf der Schnittfläche haben wir *Farbe und Zeichnung* des betreffenden Organs festzustellen. Bei blutreichen Organen empfiehlt es sich, das aus den angeschnittenen Gefäßen die Schnittfläche überströmende Blut durch Wasser abzuspülen, um zu einem richtigen Urteil gelangen zu können. Hinsichtlich der Beschreibung der Farbtöne sei auf das oben Gesagte verwiesen. Auf die Zeichnung bzw. die feinere Beschaffenheit der Schnittfläche jedes einzelnen Organs soll später noch eingegangen werden.

Von der Schnittfläche können wir bei vielen Organen einen kennzeichnenden *Gewebssaft* abstreifen. Dazu legen wir ein Messer so auf die Schnittfläche, daß es diese mit der Schneide berührt und mit ihr einen spitzen Winkel bildet. Nun ziehen wir das Messer mit leichtem Druck über die Schnittfläche, wobei der Rücken vorausgeht. In dem spitzen Winkel zwischen Schnittfläche und dem aufgesetzten Messer sammelt sich verschiedenes Material an, wie Flüssigkeit und Zellen, die durch den leichten Druck aus dem Organ ausgepreßt, bzw. abgestreift wurden. Ein häufig gemachter Fehler besteht darin, daß das Messer nicht wie oben beschrieben, sondern mit der Schneide voraus über die Schnittfläche gezogen wird. Dann tritt eine schabende Wirkung ein, etwa wie beim Rasieren. Der so erzielte Saft ist für diagnostische Zwecke nicht brauchbar.

Konsistenz. Die Konsistenz eines Organs wird geprüft, indem man das Organ zwischen den Fingern drückt oder es zu zerreißen versucht.

Bei *Hohlorganen* ist außerdem immer noch auf Weite, Wand und Inhalt Bedacht zu nehmen.

Dies trifft auch für alle aus krankhaften Ursachen entstandenen *Hohlräume* (Cysten, Blasen, durch Gewebszerfall entstandene Hohlräume) im Körper zu. Wir haben an ihnen stets Größe und Form, daneben aber Beschaffenheit der Wand und des Inhaltes zu beachten.

Bei jedem Substanzverlust der Haut und Schleimhäute, besonders bei *Geschwüren*, ist wiederum Größe und Form, aber außerdem noch Rand und Grund besonders zu beachten und zu beschreiben.

Gelegentlich sind noch *makroskopische Reaktionen* an den Organen im Seziersaal durchzuführen, die die Diagnose erleichtern, wie die Reaktion auf Amyloid oder Eisen bzw. Hämosiderin:

Zum Nachweis von *Amyloid* legt man eine etwa 5 mm dicke und 3 cm im Durchmesser haltende Organscheibe in eine Petrischale mit Lugolscher Lösung. Dabei wird das Amyloid dunkel-mahagonibraun. Dann überträgt man das Scheibchen in eine zweite Petrischale mit 10%iger Schwefelsäure, wo das Amyloid eine dunkel-blaugrüne Farbe annimmt.

Zum Nachweis von *Eisen* bzw. *Hämosiderin* wird ein Organscheibchen in eine Petrischale mit 5%iger Ferrocyankaliumlösung gebracht, der man einige Tropfen Salzsäure zugesetzt hat. Die eintretende Berlinerblaureaktion färbt die Schnittfläche sehr schnell bläulich. Es ist zu empfehlen, ein nicht eisenhaltiges Organ als Kontrolle zu verwenden, um nicht durch eine auf jeden Fall eintretende leichte Blaufärbung getäuscht zu werden.

Schließlich bleibt es unter Umständen für die sofortige richtige Deutung eines Falles notwendig, Material für histologische Schnellschnitte (Gefrierschnitte) zu entnehmen.

2. Einzelne Organe

Nach diesen allgemeinen Vorbemerkungen wollen wir die Beschreibung einzelner Organe im gesunden Zustand durchgehen, wobei sich Gelegenheit bieten wird, auf einige einfache krankhafte Veränderungen hinzuweisen.

Leber. *Betrachtung von außen.* Die normale *Größe* der erwachsenen Leber können wir mit dem Auge bei einiger Übung gut abschätzen und uns eventuell durch Wägung den Eindruck bestätigen lassen. Abweichungen von der normalen Größe sollen wir eigentlich nur dann vermerken, wenn sie auffällig in die Augen springen, da kleinere Schwankungen leicht individuell bedingt sein können. Als Hilfsmittel bei der Beurteilung von Größenabweichungen können uns einige kleine Zeichen dienen: der untere Rand des linken Leberlappens ist bei Vergrößerungen meist stumpf, bei Verkleinerungen zugespitzt; außerdem wird die verkleinerte Leber von einer leicht gerunzelten Kapsel überzogen, so als ob sie nach Schwund des von ihr umhüllten Parenchyms für das Organ zu groß geworden wäre.

Gewisse *Form*abweichungen sind sehr kennzeichnend, wie z.B. die in verschiedener Richtung verlaufenden Furchen.

Die *Oberfläche* der Leber ist glatt und zum größten Teil von Serosa überzogen.

Schnittfläche. Auf der Schnittfläche erkennen wir die normale rotbraune *Farbe* des Leberparenchyms.

Eine *Zeichnung* ist normalerweise nicht zu erkennen, wohl aber kann man die großen Gefäße und Äste der Venae hepaticae von denen der Vena portae unterscheiden, da letztere immer von Bindegewebe und auch Gallengangsästen begleitet sind. Den Aufbau der Leber aus einzelnen Läppchen (Acini) erkennen wir nur dann, wenn durch Einlagerung verschiedener Stoffe die Färbung der Acinuszentren, d.h. der um die Vena centralis gelegenen Läppchenanteile, eine andere ist als die der Acinusperipherie. Dann erscheinen die Acinuszentren als rundliche Fleckchen, die die Lücken eines von den acinusperipheren Anteilen gebildeten Netzwerkes ausfüllen. Unter gewissen Umständen kann es allerdings zu einer Umkehrung dieser Zeichnung kommen: wenn die Veränderung der Acinuszentren sich immer mehr ausbreitet, dann stoßen die einzelnen bisher durch das Netzwerk getrennten Acinuszentren unter Durchbrechung dieses Netzwerkes aneinander und bilden ihrerseits ein Netzwerk, in dem jetzt die acinusperipheren Anteile oder, besser gesagt, die um die periportalen Felder gelegenen Leberbezirke wie rundliche Inseln eingeschlossen sind.

Von der Schnittfläche der normalen Leber läßt sich höchstens etwas blutige Flüssigkeit *abstreifen*.

Die *Konsistenz* der Leber ist normalerweise fest.

Milz. *Betrachtung von außen.* Da die *Größe* der Milz bei ein und demselben Individuum je nach der Tätigkeit in weiten Grenzen schwankt, müssen wir bei Feststellung von Größenabweichungen besonders vorsichtig sein. Stark verkleinerte Milzen haben meist eine gerunzelte, vergrößerte eine straff gespannte Kapsel.

Die *Form* der normalen Milz ist bekannt. Wir haben hauptsächlich auf Einziehungen der Oberfläche zu achten. Wichtig ist es zu wissen, daß die Einziehungen des vorderen Randes, des Margo crenatus, schon normalerweise sehr weitgehend verschieden sein können: das eine Mal eben angedeutet, das andere Mal sehr tief einschneidend.

Die *Oberfläche* der Milz ist von Serosa überzogen, durch die die Kapsel und das darunter liegende Milzparenchym in graurötlicher Farbe durchscheinen.

Schnittfläche. Die *Farbe* der Milzschnittfläche ist immer durch den starken Blutgehalt der Pulpa bedingt und somit manchmal heller, manchmal dunkler rötlich. Sind die Zellen in den Pulpasträngen vermehrt, dann erhält das Rot einen grauen Ton und wird zum Graurot.

Die *Zeichnung* der Milzschnittfläche ist sehr kennzeichnend. Einerseits treten scharf begrenzte verzweigte weißliche Stränge und Streifen hervor, die in die Kapsel einstrahlen — das trabeculäre Gerüst. Außerdem heben sich aber von der roten Pulpa rundliche, oft kaum hirsekorngroße Gebilde ab, die zum Unterschied von den Trabekeln keine scharfe Begrenzung besitzen — die Malpighischen Körperchen (Milzfollikel).

Von der *Schnittfläche* läßt sich schon normalerweise nicht bloß Blut, sondern immer auch etwas Gewebe, nämlich der zellige Inhalt der Pulpastränge mit *abstreifen*. Unter krankhaften Umständen ist der Saft verändert, entweder spärlich oder rein blutig (Stauungsmilz) oder geradezu ein dicker Brei (akute Milzschwellung).

Die *Konsistenz* der Milz ist weich.

Lunge. *Betrachtung von außen.* (Man benutze eventuell zum Eintragen des Befundes die Skizzenblätter im Anhang.) Die *Größe* der Lunge im lebenden Körper entspricht genau der Größe des ihr zur Entfaltung zur Verfügung stehenden Pleuraraumes, ist also eigentlich ziemlich konstant. Diese Lungengröße können wir aber nicht beurteilen, weil mit der Eröffnung der Brusthöhle bei der Obduktion Luft in den Pleuraspalt hineingelangt und damit der „negative Druck" wegfällt, der die Lungenoberfläche in engem Kontakt mit der visceralen Pleura erhält. Das Lungengewebe paßt sich sofort dem neuen Gleichgewichtszustand an, die Spannung, unter der das elastische Gerüst bis dahin gestanden hat, fällt weg; die elastischen Fasern ziehen sich zusammen, so daß das ganze Organ immer etwas kleiner erscheint, als es zu der Zeit war, in der es die Pleurahöhle noch vollkommen ausfüllen mußte.

Wenn uns die Lunge *vergrößert* erscheint, so handelt es sich in den meisten Fällen nur darum, daß aus irgendeinem Grunde jene Zusammenziehung (Verkleinerung) nicht erfolgen konnte. Das ist einmal dann der Fall, wenn die Alveolarräume von einer Masse erfüllt sind, die ein noch so geringes Zusammenfallen der Alveolen dadurch unmöglich macht, daß sie die Alveolarwände ausgespannt hält. Solche Verhältnisse liegen z.B. bei der Pneumonie vor, bei der die Alveolen von Exsudatpfröpfen ausgefüllt sind. Daher wird ein pneumonisch veränderter Lungenlappen im Gegensatz zu dem nicht pneumonischen lufthaltigen und daher zusammenfallenden Lappen immer größer und voluminöser erscheinen. Da in den Alveolarräumen die Luft durch festere Massen ersetzt ist, wird gleichzeitig die Konsistenz sich ändern, fester, leberähnlich werden (Hepatisation). Kleine solche pneumonischen Herde springen dann über die Oberfläche und die Schnittfläche vor — eigentlich sollte man sagen: sind nicht so zurückgesunken wie das umgebende Lungengewebe. Eine andere Ursache, warum eine Lunge bei Eröffnung des Thorax nicht zusammenfällt und daher gegenüber der Norm groß erscheinen muß, liegt in einer Veränderung des elastischen Fasergerüstes selbst. Beim Lungenemphysem z.B. ist es verringert und hat auch seine Elastizität wenigstens zum Teil eingebüßt, so daß es jene Zusammenziehung nicht mehr bewerkstelligen kann. Beim Eröffnen des Thorax bleibt dann die Lunge mehr oder minder so stehen, wie sie im Leben die Pleurahöhle erfüllte. Erst wenn wir sie anfassen und mit ihr manipulieren, pressen wir langsam mehr und mehr Luft aus ihr heraus, so daß sie kleiner wird und sich der „normalen" Größe nähert. Lungenvergrößerungen dieser Art, wie wir sie beim Emphysem finden, sind durch den erhöhten Luftgehalt leicht von den durch Hepatisation bedingten, also luftleeren Lungen zu unterscheiden.

Verkleinerungen der Lunge gehen meist auf ein vollständiges Zusammenfallen der Alveolarwände zurück, so daß die Lichtungen also keine Luft mehr enthalten, atelektatisch werden. Als Beispiel sei auf die sogenannte Kompressionsatelektase verwiesen, bei der im Pleuraraum befindliche Massen (Flüssigkeit, Tumoren, Luft) die Luft aus den Lungen auspressen und so die Lungen verkleinern. Eine auffällige Verkleinerung der Lunge kann noch einen anderen Grund haben: Wenn im Rahmen einer Atrophie das Gewebe der Lunge schwindet, kann sie nicht wie jedes andere Organ das dem verminderten Parenchym entsprechende verkleinerte Volumen einnehmen (schrumpfen), sondern bleibt durch den „negativen Druck" im Pleuraraum in ihrer ursprünglichen Größe ausgespannt. Bei der Obduktion und Eröffnung der Pleurahöhle fällt dieser Zwang weg, so daß die Lunge den ihrer wirklichen Substanz etwa entsprechenden Raum einnimmt und daher stark verkleinert und schlaff scheint (atrophisches Emphysem).

Was hinsichtlich der Vergrößerung und Verkleinerung ganzer Lungenflügel oder Lappen auseinandergesetzt wurde, kann auch für einzelne umschriebene Gebiete der Lunge, z. B. Lungenbasis, Lungenränder oder Lungenläppchen zutreffen. Dadurch wird dann natürlich die Form der Lunge oder der einzelnen Lungenlappen wesentlich beeinflußt.

Im übrigen ist die *Form* der Lunge durch den Umstand bedingt, daß sie in einzelne mehr oder minder weitgehend voneinander getrennte Lappen zerfällt. Wir haben auch auf abnorme Lappen oder zu wenig ausgesprochene Absetzung einzelner Lappen zu achten.

Die *Oberfläche* der Lunge ist von Serosa überzogen, d. h. sie erscheint normalerweise glatt, glänzend und durchscheinend.

Schnittfläche. Die *Farbe* der normalen Lunge ist durch drei Komponenten bestimmt: das Rot des Blutes, das Grauweiß ihres Bindegewebsgerüstes und durch das Schwarz des Kohlegehaltes. Je nach den Umständen kann die eine oder andere Komponente überwiegen oder ganz fehlen: die Lunge des Neugeborenen, die des

Kohlepigmentes ermangelt, hat daher eine rosarote Farbe; in der Lunge des alten Großstädters überwiegt die Farbe der Kohle.

Die *Zeichnung* der Lungenschnittfläche ist unter normalen Umständen eine feinnetzige. Die Alveolen sind als solche mit freiem Auge nicht zu erkennen, wohl aber kann man die Verzweigung der Bronchien und großen Gefäße leicht ausmachen.

Von der Schnittfläche läßt sich schon unter normalen Umständen ein blutiger *Saft* abstreifen, dem aus den Alveolen Luftbläschen beigemengt sind.

Konsistenz. Die Konsistenz der Lunge ist insofern eigentümlich, als sie nicht aus kompaktem Gewebe besteht, sondern zahllose kleinste luftgefüllte Hohlräume enthält. Läßt man ein Stück normalen Lungenparenchyms zwischen den Spitzen zweier Finger durchgleiten, so kann man sehr gut das Knistern der einzelnen Luftbläschen verspüren. Dieses ist uns also ein sicheres Zeichen, daß die Lungenalveolen noch Luft enthalten. Es fehlt dann, wenn die Alveolen mit fremden Massen ausgefüllt sind, wie z. B. bei der Hepatisation, oder wenn die Luft durch Druck aus der Lunge entfernt wurde, wie bei der Kompressionsatelektase. Im letzteren Falle erscheint sie dann schlaff und fleischig.

Herz. Bevor wir das Herz betrachten, müssen wir uns kurz in Erinnerung zurückrufen, daß das Herz beim Tode in Diastole stille steht. Mit Einsetzen der Totenstarre zieht es sich wieder zusammen, am stärksten natürlich die muskelkräftigen Teile, besonders die linke Kammer. Nur bei gewissen Krankheiten, die zu einer Schädigung des Herzmuskels führen, setzt die Totenstarre überhaupt nicht oder verspätet ein und führt auch dann nicht zu einer kräftigen Kontraktion. Je nachdem wie lange Zeit nach dem Tode wir das Herz betrachten und abhängig davon, ob der Herzmuskel zu einer richtigen Starrezusammenziehung noch befähigt war, wird also Größe, Form und Weite der Lichtungen schwanken.

Betrachtung von außen. Die *Größe* des normalen Herzens entspricht im allgemeinen der Faust der Leiche.

Die *Form* ist verschieden, je nachdem in welchem Alter das betreffende Individuum starb. Beim Neugeborenen überwiegt noch ganz deutlich der rechte Ventrikel, der auch die Herzspitze bildet. Im Laufe des Lebens wandeln sich dann die Verhältnisse insofern um, als der linke Ventrikel stärker an Muskelmasse zunimmt als der rechte, der also gewissermaßen zurückbleibt. Daher ist die Herzspitze beim Erwachsenen von der linken Kammer gebildet. Man kann den Anteil, den beide Herzhälften am Aufbau des Gesamtorgans nehmen, schon von außen her am Verlauf des Ramus descendens der linken Kranzschlagader erkennen, der ja etwa der Lage des Ventrikelseptums entspricht.

Die *Oberfläche* des Herzens ist von Serosa überzogen, durch die das subepikardiale Fettgewebe sichtbar ist. Beim normalen, gut genährten Menschen läßt das Fettgewebe immer einzelne Stellen frei, so daß dann hier durch die Serosa der bräunliche Herzmuskel durchscheint. Ein solches fettfreies Dreieck liegt über der Vorderwand der rechten Kammer. Ist diese Stelle klein oder fehlt sie überhaupt, so kann man eine Vermehrung des Fettgewebes annehmen (Lipomatose).

Schnittfläche. Bei der Ausführung der üblichen Herzsektion werden so zahlreiche Schnitte durch die Kammer und Vorhöfe angelegt, daß wir leicht Gelegenheit haben, Beobachtungen zu sammeln. Flachschnitte durch den Herzmuskel ergänzen das Bild.

Die *Farbe* des normalen Herzens ist braunrot.

Eine *Zeichnung* der Schnittfläche ist kaum zu beobachten, nur hie und da treten weißlich erscheinende gröbere Bindegewebszüge in Form kleinster Flecken und Streifen hervor, in denen die Verzweigungen der Kranzgefäße verlaufen.

Auf den zur Eröffnung der Kammer angelegten Schnitten können wir auch die *Dicke der Muskelwand* abschätzen bzw. abmessen.

Abzustreifen ist von der Schnittfläche des Herzmuskels höchstens ein blutiger Saft.

Die *Konsistenz* der Muskulatur ist im allgemeinen fest, wenn die Totenstarre eingetreten ist, und schlaff, wenn sie nicht oder unvollkommen ausgebildet ist.

Lichtung. Da es sich beim Herzen um ein Hohlorgan handelt, haben wir noch Lichtung, Wand und Inhalt der Höhlungen zu untersuchen.

Die *Weite* der Lichtungen im Herzen hängt einmal ab vom Kontraktionszustand des Herzens. Das normale, in Totenstarre zusammengezogene Herz besitzt nur eine spaltförmige Lichtung der linken Kammer, während die Lichtung der rechten Kammer, da hier die Zusammenziehung niemals zur Auspressung des gesamten Blutes führt, immer etwas weiter ist. Ist das Herz aber nicht zusammengezogen, so sind die Lichtungen beider Kammern weit, die der rechten Kammer gewöhnlich weiter als die der linken.

Mit der Weite der Lichtungen hängt auch die Beschaffenheit ihrer *Wände* zusammen. In den durch starke Muskelzusammenziehung engen Lichtungen springen die Trabekel als runde Stränge stark vor, die Papillarmuskeln sind kurz, plump und an der Spitze abgerundet. In weiten Lichtungen sind die Trabekel abgeplattet, die Papillarmuskel lang ausgezogen und spitz zulaufend.

Als *Inhalt* der Herzhöhlen findet sich entweder flüssiges Blut, z. B. beim zentralen Tod, oder Leichengerinnsel. Diese umschlingen manchmal die einzelnen Trabekeln und verfilzen sich derart mit ihnen, daß sie ganz fest zu haften scheinen und zu unrecht für festhaftende wandständige Thromben gehalten werden.

In den *Herzohren* fahnden wir gewöhnlich nach wandständigen Thromben.

Die *Klappen* stellen in der Jugend und auf der Höhe des Lebens dünne, fast durchsichtige Häutchen dar. Im Alter finden sich häufig bindegewebige Verdickungen der Klappenränder besonders an den Zipfelklappen (senile Klappenverdickung). Da die Sehnenfäden in solche Klappen immer noch fächerförmig einstrahlen, können wir sie leicht von den nach einer Endokarditis verdickten Klappen unterscheiden, bei denen auch die Sehnenfäden verwachsen sind und plump in die Klappen übergehen. Wichtig ist die Messung des Umfanges der aufgeschnittenen Ostien.

An den *Kranzschlagadern* ist hauptsächlich die Intima der Sitz von Veränderungen (Verfettung und Verkalkung).

Mißbildungen des Herzens und der großen Gefäße kann man leicht in die Skizze im Anhang einzeichnen.

Niere. Um die Niere der Betrachtung zugänglich zu machen, ziehen wir ihre Kapsel ab und beachten dabei, ob dies leicht oder schwer gelingt. Ist die *Kapsel* schwer abzustreifen, so heißt dies mit anderen Worten, daß das Parenchym fester an ihr haftet; an ihrer Innenfläche bleiben dann kleine Parenchymreste hängen, die an der Nierenoberfläche entsprechende kleinste Substanzverluste zurücklassen.

Betrachtung von außen. Die *Größe* der normalen Niere ist durch die in geringen Grenzen schwankenden Gewichtszahlen festgelegt. Merkliche Verkleinerungen der Niere fassen wir unter der Bezeichnung „Schrumpfniere" zusammen.

Die kindliche Niere weist an der *Oberfläche* ziemlich tiefe Furchen auf, die einzelne, den Renculi entsprechende Parenchymgebiete voneinander abgrenzen. Diese Furchen verflachen während des späteren Lebens, bleiben aber mitunter noch deutlich als strichförmige Einziehungen erkennbar. Im übrigen ist die Oberfläche der normalen von ihrer Kapsel befreiten Niere glatt. Kleinste Unebenheiten können durch das Abreißen von Parenchymstücken beim Entfernen der Kapsel entstehen (siehe oben). Die Oberfläche glänzt, da sie nicht von Serosa überzogen ist, nur dann, wenn sie angefeuchtet ist. Man kann an ihr bei starker Blutfüllung feinste sternförmig verzweigte Venen erkennen, die Venae stellatae. Manchmal ist auch nur die Mitte des Sterns bluthaltig, so daß ein kleinster Blutpunkt entsteht, der leicht Veranlassung zu Verwechslungen mit ähnlich aussehenden Blutaustritten (z.B. bei Glomerulonephritis) geben kann.

Gröbere Abweichungen von der bekannten *Form* der Niere können durch die verschiedensten krankhaften Veränderungen erzeugt sein. Auf eine Mißbildung geht z.B. die sogenannte Kuchenniere zurück, bei der der Hilus nicht seitlich, sondern mehr in der Mitte des ganzen Parenchyms an der Vorderfläche sitzt.

Schnittfläche. Die *Farbe* der normalen Niere ist braunrot, und zwar sind Rinde und Mark ziemlich gleichmäßig gefärbt.

Wir erkennen ihre *Zeichnung* auf der Schnittfläche sehr leicht. Die Dicke der Rinde messen wir zwischen Nierenoberfläche und der Basis einer Markpyramide. Sie soll etwa 4—5 mm betragen. Nur selten gelingt es, die Glomerula mit freiem Auge zu erkennen, und zwar hauptsächlich dann, wenn sie durch irgendeinen krankhaften Vorgang verändert bzw. vergrößert sind (akute Glomerulitis). Dann sieht man bei schräger Betrachtung der Schnittfläche die Glomerula wie feinste Körnchen vorspringen, so, als wäre die Schnittfläche der Rinde mit Gries bestreut. Weiter ist auf die an der Rindenmarkgrenze durchschnittenen Arteriae arcuatae zu achten, welche manchmal eine auffällig verdickte Wand haben und über die Schnittfläche hervorstehen (z.B. bei Hypertonie).

Die *Konsistenz* der Niere ist normalerweise eine ziemlich feste. Man versäume nie bei der Betrachtung und Beschreibung der Nierenschnittfläche auch die Menge des *Hilusfettgewebes* zu beachten, das dann, wenn das Parenchym vermindert bzw. geschrumpft ist, deutlich vermehrt erscheint (Fettgewebswucherung ex vacuo). Auch die Schleimhaut und Weite des *Nierenbeckens* ist auf der Schnittfläche zu überblicken. Manchmal enthält es trüben Harn, der leicht für eitrig angesehen wird. Es handelt sich aber in den meisten Fällen um eine Beimischung abgeschilferter Epithelien oder infolge Abkühlung des Körpers bzw. des Harns ausgefallene Harnsalze.

Gehirn. *Betrachtung von außen.* (Man benütze zur Darstellung der Lokalisation von Veränderungen die Skizzen des Anhanges.) Die Größe des Gehirns ist ziemlich konstant und im Vergleich zu anderen Organen nur geringen Schwankungen unterworfen. Trotzdem sind wir aber imstande, Vergrößerungen und Verkleinerungen leicht an einigen besonderen Zeichen abzulesen. Eine Vergrößerung des Gehirns, die man gewöhnlich als Hirnschwellung bezeichnet, kann bestenfalls so weit gehen, als es die knöcherne Schädeldecke zuläßt, d.h. mit anderen Worten, die Hirnsubstanz nimmt dann zusätzlich denjenigen Raum ein, der sonst von Flüssigkeit erfüllt ist, indem es diese aus dem Subdural- und Subarachnoidalraum wegpreßt. Die Windungen füllen dabei den Subarachnoidalraum völlig aus, so daß die Furchen des Gehirns fast verstrichen und die sonst abgerundeten Kuppen der Windungen abgeplattet sind. Schließlich weicht das Kleinhirn unter diesen Umständen in das Foramen occipitale aus und bildet entlang des verlängerten Markes einen sogenannten Druckconus. Eine solche Vergrößerung des Gehirns tritt bei allen Zuständen auf, bei denen irgendein neuer Bestandteil krankhafterweise in den knochenumgrenzten Schädelinnenraum eingelagert ist. Bei Verkleinerung (z.B. Atrophie) des Gehirns ist das Gegenteil der Fall: die Windungen sind verschmälert und springen dadurch besonders deutlich vor, die Furchen erscheinen verbreitert.

Grobe Abweichungen der *Form* kommen nur selten außen am Gehirn zur Beobachtung. Hauptsächlich handelt es sich um Veränderungen einzelner Windungen durch krankhafte Veränderungen im Gehirn selbst bzw. seinen Hüllen oder um Zerstörungen von Hirnsubstanz.

Die *Oberfläche* des Gehirns ist von der Arachnoidea überzogen, die von platten Zellen bedeckt ist. Daher glänzt sie ebenso wie eine seröse Haut, mit der sie auch die Durchsichtigkeit gemeinsam hat. Wir erkennen durch die Arachnoidea hindurch die Gefäße der Pia und die Hirnwindungen. Nur wenn die Leptomeninx bindegewebig verdickt ist (chronische Leptomeningitis), gestattet sie diesen Durchblick nicht mehr.

Schnittfläche. Auf der Schnittfläche können wir die verschiedene *Zeichnung* der einzelnen Gehirnanteile und ihre *Farbe* erkennen, bzw. graue und weiße Anteile unterscheiden.

Ein *Saft* ist von der Schnittfläche kaum abstreifbar. Wenn das Gehirn flüssigkeitsreich ist (Hirnödem), können die an der Schnittfläche austretenden Blutstropfen sich mit dem Gewebswasser vermischen und zerfließen. Durch Abspülen kann man solche Blutpunkte leicht entfernen; dies gelingt jedoch nicht, wenn die roten Blutkörperchen nicht an der Oberfläche, sondern in der Hirnsubstanz selbst liegen: dann entsprechen die Blutpunkte also kleinsten Blutungen.

Konsistenz. Die Konsistenz des Gehirns ist eher weich. Unter krankhaften Umständen ist eine Verhärtung möglich oder eine Herabsetzung der Konsistenz, wobei das Gehirn zerfließlich wird. Die stärkste Herabsetzung der Konsistenz finden wir im Bereich von Erweichungen, wo die Hirnmasse breiig zerfällt.

Schilddrüse. *Betrachtung von außen.* Vergrößerungen der Schilddrüse werden als Kropf bezeichnet. Eine starke Verkleinerung kommt im Alter zur Beobachtung. Die Form der Schilddrüse ist oft noch bei den stärksten Vergrößerungen eine vollkommen richtige. Manchmal ist aber das Organ durch Einlagerung von Adenomknoten bucklig gestaltet.

Auf der *Schnittfläche* ist die Farbe des Parenchyms hellgelbrötlich. Es ist durch ein zartes Septenwerk leicht gefeldert. Die Schnittfläche glänzt normalerweise so, als ob sie mit Honig übergossen wäre und zwar dadurch, daß aus den angeschnittenen Follikeln Kolloid austritt, das sich auch abstreifen läßt. Bei vermehrtem Kolloidgehalt ist dies besonders auffällig. Auch sind dann die einzelnen Follikel auf der Schnittfläche als fischrogenähnliche Körnchen zu sehen (z.B. bei der Kolloidstruma). Bei verringertem Kolloidgehalt nimmt das Parenchym fast das Aussehen einer Speicheldrüse, etwa des Pankreas an (z.B. bei der Basedowschilddrüse).

Nebenniere. Abweichungen in der *Größe* der Nebenniere bemerken wir meist nur dann, wenn sie besonders hohe Grade erreichen. Da die *Oberfläche* vom retroperitonealen Zell- und Fettgewebe umschlossen ist, gelangt sie gewöhnlich nicht zur Darstellung.

Auf der *Schnittfläche* sind die äußeren Rindenschichten normalerweise durch ihre buttergelbe Farbe ausgezeichnet, die auf die Einlagerung von fettigen Stoffen zurückgeht; nach innen zu folgt dann die braun pigmentierte Zona reticularis, die ihrerseits wiederum das weißliche Nebennierenmark umschließt. (Nur nach Anwendung chromsalzhaltiger Fixierungsflüssigkeiten nimmt das Mark eine bräunliche Farbe an.) Die Dicke der äußeren Rindenschichten (Zona glomerulosa und fasciculata) schwankt und mit ihr oft auch der Fettgehalt. Es gibt Nebennieren mit sehr breiter, stark fetthaltiger Rinde, wobei diese Schichten manchmal eine deutlich knollige Beschaffenheit als Zeichen einer Wucherung erkennen lassen (Hyperplasie). Andererseits sind aber manchmal die Rindenfette geschwunden, so daß die Rinde dann stumpf graubraun aussieht. Erfolgt dieser Schwund nicht überall gleichmäßig, so bleiben noch hier und dort fetthaltige Bezirke stehen.

Bei länger nach dem Tode liegengebliebenen Leichen stellt sich zuerst ein autolytischer Zerfall der Zona reticularis ein. Das Mark kann dann wie in einer von den äußeren Rindenschichten umgrenzten Höhle liegen.

C. Die pathologisch-anatomische Diagnose

Die abschließende Begutachtung eines Krankheitsfalles, wie sie uns auf Grund der genau durchgeführten Leichenöffnung möglich ist, stellt eine Aufgabe dar, bei deren Lösung Wissen, sowohl bewußtes, wie unbewußtes (Intuition), und Erfahrung, sei sie nun am Obduktionstisch und Mikroskop oder am Krankenbett erworben, eine ausschlaggebende Rolle spielen. Die Kunst zu deuten und Zusammenhänge zu sehen oder zu erschließen, läßt sich daher nur bis zu einem gewissen Grade erlernen. Immerhin ist es nötig, den Wegen nachzuspüren, die gewöhnlich von unseren Gedanken eingehalten werden, wenn wir die pathologisch-anatomische Diagnose eines Falles aussprechen.

I. Die Organdiagnose

Das Rohmaterial, aus dem die endgültige pathologisch-anatomische Diagnose eines ganzen Falles zu gestalten ist, besteht aus den richtigen Diagnosen der bei einer Leichenöffnung aufgedeckten und im makroskopischen (oder mikroskopischen) Befundbericht festgehaltenen Veränderungen an den einzelnen Organen.

Bei diesen Organdiagnosen ist man bestrebt, zu einem Urteil über die in jedem einzelnen Organ vorliegenden Veränderungen zu gelangen, d. h. zu ergründen, was eigentlich an den feineren Bestandteilen des Gewebes vorgegangen ist, damit die mit freiem Auge zu beobachtenden Abweichungen von der Norm entstehen konnten. Mit anderen Worten, wir versuchen für die beobachteten makroskopischen Besonderheiten eine in der Welt der mikroskopischen Größen gelegene Erklärung. Der einfachste Weg wäre, jedes uns verändert oder als möglicherweise verändert erscheinende Organ mikroskopisch zu untersuchen. So gelänge es festzustellen, daß eine besondere Größe, Farbe oder Konsistenz auf die Anwesenheit eines mikroskopisch nachweisbaren Elementes oder das Fehlen eines normalerweise vorhandenen zurückgeht. Tatsächlich wurde dieser Weg auch begangen mit dem Erfolg, daß wir bestimmten makroskopischen Bildern ganz bestimmte mikroskopische Veränderungen zuzuordnen vermögen.

Als Beispiel dafür, wie man Wahrnehmungen bei Leichenöffnungen mikroskopisch ausdeuten kann, sei die so wichtige *Bewertung der Farben* besprochen, die wir mit freiem Auge feststellen.

Das *Rot*, welches ja in keiner Organfarbe völlig fehlt, geht auf die Anwesenheit von Blutfarbstoff, d. h. also von roten Blutkörperchen zurück. Je mehr Blut ein Organ enthält, um so mehr wird in seiner Färbung der rote Ton vorherrschen, wie z. B. bei den verschiedenen Formen der Hyperämie. Je weniger Blut im Organ vorhanden ist, um so mehr tritt der rote Farbton zurück zugunsten der ursprünglichen Farbe der Parenchyme, der sogenannten Eigenfarbe (z. B. bei Anämie). Die rote, auf den Blutgehalt zu beziehende Farbe tritt in zwei Tönen auf: als Blaurot entsprechend dem nicht oxydierten Hämoglobin des venösen Blutes z. B. in den Stauungsorganen und als Hellrot entsprechend dem durch Sauerstoffaufnahme oxydierten Hämoglobin. An sehr blutreichen Organen, wie z. B. der Milz, läßt sich leicht zeigen, daß frisch angelegte Schnittflächen eine dunkelblaurote Farbe aufweisen, die sich bei Liegen an der Luft durch die Berührung mit dem Luftsauerstoff in eine hellrote umwandelt. Auch in den unmittelbar unter der Milzkapsel gelegenen Schichten kann sich diese Oxydation bzw. hellrote Farbe bis in eine Tiefe von 5—10 mm bemerkbar machen.

Eine rein *weiße* Farbtönung wird, wenn wir vom Mark des Zentralnervensystems absehen, fast immer auf die Anwesenheit von kollagenen Bindegewebsfasern zurückzuführen sein. Deswegen erscheinen auch alle Narben weißlich.

Die *hellgelbe* Farbe kommt vor allem dem Neutralfett zu und geht auf seinen Gehalt an Lipochrom zurück. Deswegen sieht auch das subcutane Fettgewebe stets mehr oder weniger gelblich aus. Aber auch Organe bzw. Organzellen, die in größeren Mengen Neutralfett enthalten, werden dadurch einen gelblichen Farbton bekommen. Auf die Anwesenheit von Fetten in den zerfallenden Leukocyten, den sogenannten Eiterkörperchen, ist die gelblichrahmige Farbe des Eiters zurückzuführen. Gelb erscheinen auch die in verschiedenen Organen auftretenden ischämischen Nekrosen, da hier bei Mangel an Blutfarbstoff die in den zerfallenden Zellen auftretenden Fetttröpfchen nunmehr den Farbton bestimmen können. Solche Nekrosen erscheinen ebenso wie die aus anderen Ursachen vorkommenden käsigen Nekrosen (z.B. tuberkulöse Verkäsung) zum Unterschied von den lebenden fetthaltigen Zellen auf der Schnittfläche trocken. Eine blaßgelbliche Farbe weisen übrigens auch noch die Kalkablagerungen auf, wie wir sie in der Intima von Arterien bei Arteriosklerose finden.

Die *braune* Farbe geht auf die Anwesenheit von gefärbten Stoffen (Pigmenten) in den Geweben zurück. Aus den verschiedenen Tönungen des Braun läßt sich bei einiger Übung unschwer erkennen, um welches Pigment es sich handelt. Das vom Hämoglobin abzuleitende Hämosiderin verrät sich durch den rostbraunen Ton, während das sogenannte Abnützungspigment den Geweben eine mehr kaffee- bis schokoladenbraune Farbe verleiht (z.B. braune Atrophie der Leber und des Herzens). Melanin verursacht, wenn es in größerer Menge vorhanden ist, eine schwarzbraune bzw. fast tintenschwarze Farbe, in geringerer Menge erkennen wir es immerhin noch an einem leicht rauchgrauen Ton der Gewebe (z.B. in stark und schwach pigmentierten Melanommetastasen). Ähnlich verhält sich auch das sogenannte Malariamelanin. Eine schwarzbraune ,,kaffeesatzartige" Färbung ist für die durch die Salzsäure des Magensaftes bewirkte Umwandlung des Hämoglobins in salzsaures Hämatin kennzeichnend. Nur die an blutleeren anämischen Organen auftretende blaßbräunliche bzw. -gelbliche Farbe treffen wir auch ohne Anwesenheit eines Farbstoffes. Es handelt sich dann um die Eigenfarbe des betreffenden Parenchyms, die wir als lehmgelb bezeichnen.

Sehr kennzeichnend ist die durch den Gallenfarbstoff hervorgerufene *gelbgrüne* Verfärbung, die wir von den leichtesten Tönen (Subikterus) bis zum tiefsten Schmutziggelbgrün verfolgen können. Eine grünliche Verfärbung ruft auch der bei gewissen Leukämien (Chloroleukämie, Chlorom) auftretende Farbstoff hervor.

Grauweißlich ist die Farbe von zelligen Ansammlungen und von reinem Fibrin, wie es in Form von Häutchen vorkommt.

Schließlich sind noch alle diejenigen Farbtöne zu nennen, die durch Zufuhr *gefärbter Stoffe von außen,* seien es nun Medikamente (Prontosil — gelbrot) oder Verunreinigungen (Kohle — schwarz) entstehen.

Da nur selten die eine oder andere Farbe rein vorkommt, wird es immer einer gewissen Übung bedürfen, um vorhandene Mischfarben in die einzelnen zusammensetzenden Tönungen aufzulösen und daraus Schlüsse zu ziehen.

Nicht immer entsprechen die bei der Obduktion festgestellten Farben denen des betreffenden Organs während des Lebens. Lebende Gewebe nehmen nämlich keinen Farbstoff an, während sich tote leicht anfärben lassen, eine Tatsache, die wir bei der Fixierung mit Eiweiß-fällenden, also Gewebs-tötenden Mitteln in der Histologie bewußt ausnutzen. Wenn also nach dem Tode die abgestorbenen Gewebe z.B. mit dem Gallefarbstoff in Berührung kommen, dann färben sie sich sofort dunkelbraun an, wie die Schleimhaut der Gallenblase oder die Darmschleimhaut, verlieren also jene natürliche blaßrosa Färbung, die der Chirurg bei der Operation zu sehen gewohnt ist. Während des Lebens abgestorbene Gewebsteile färben sich u. U. auch schon während des Lebens; so erscheinen z.B. Nekrosen bei bestehendem Ikterus stets gelbgrün.

Schließlich werden nach dem Tode die Farbtöne durch die verschiedenen Zersetzungserscheinungen beeinflußt. Durch Hämolyse wird Blutfarbstoff frei und durchtränkt nun die toten Gewebe in großem Umfang. Fäulniserreger, die hauptsächlich aus der Darmlichtung ausgewandert sind, zersetzen auch das Eiweiß, wobei Schwefelwasserstoff entsteht, der dann seinerseits den Blutfarbstoff zu dem graugrünen Sulfhämoglobin umwandelt.

Jede mikroskopische Ausdeutung makroskopisch erhobener Befunde geht also letzten Endes auf eine durch lange Übung erworbene Erfahrung zurück, die eigentlich darin besteht, daß in der Erinnerung das Bild makroskopischer Organveränderungen mit dem Wissen um ihre mikroskopische Grundlage gekoppelt ist. Man kommt dann zu folgendem *Analogieschluß*: ein bestimmtes makroskopisches Bild entsprach bei einem früher untersuchten Fall einer wohl gekennzeichneten mikroskopischen Veränderung; hier liegt derselbe makroskopische Befund vor, also wird ihm auch wiederum dieselbe mikroskopische Veränderung zugrunde liegen.

Die *Gefahr dieses Analogieschlusses* liegt darin, daß Erinnerungsbilder nicht in jedem Kopf mit derselben Klarheit und Deutlichkeit aufbewahrt bleiben. Schließlich behalten wir ja auch nicht immer ein ganzes verändertes Organ im Gedächtnis, sondern nur eine Summe seiner besonderen Eigenschaften, also eine Abstraktion. Anders hätte das Sammeln von solchen Erfahrungen und Erinnerungsbildern ja auch keinen Zweck, da es zwei ganz genau gleiche Veränderungen kaum gibt. Wir sind also immer gezwungen zu prüfen, welche Abstraktion, bzw. welches Idealbild auf einen vorliegenden konkreten Fall am besten zutrifft. Es ist nur zu natürlich, daß dabei Täuschungen jeder Art vorkommen können, die dann zu falschen Diagnosen führen müssen. Deswegen wird ein gewissenhafter Obduzent, sobald er nur den leisesten Zweifel hegt, ob ein Erinnerungsbild und eine vorliegende Veränderung sich wirklich decken, lieber die Mühe einer neuerlichen mikroskopischen Nachprüfung auf sich nehmen, bevor er sein Urteil ausspricht. Durch diese stetige Kontrolle vertieft und schärft er seine Fähigkeit, auf Grund der makroskopischen Beobachtung feingewebliche Veränderungen zu erkennen.

Das in manchen Ländern geübte Verfahren, bei einer Obduktion schlechtweg *jedes Organ histologisch zu untersuchen* und so die Organdiagnose und damit auch die ganze pathologisch-anatomische Diagnose immer auf den gesicherten Boden des mikroskopischen Befundes zu stellen, hat seine Vor- und Nachteile. Als Vorteil kann es bezeichnet werden, daß es manchmal mit dem Mikroskop doch gelingt, Veränderungen aufzudecken, die mit freiem Auge nicht einmal zu ahnen waren und dementsprechend verborgen geblieben wären. Auf der anderen Seite verlangt ein solches Verfahren einen sehr großen Stab von Personal und ist eigentlich nur dann durchzuführen, wenn verhältnismäßig wenige Obduktionen vorzunehmen sind. Schließlich muß das regelmäßige Untersuchen aller Organe auch dazu führen, daß die ganze Diagnostik von vornherein von dem Ausfall der histologischen Untersuchung abhängig gemacht wird und dabei der Anreiz verschwindet, die Kunst des makroskopischen Erkennens zu üben und weiter auszubilden. In der Tat wird diese Kunst heute vielfach geringgeschätzt, ja als durch die histologische Diagnostik überholt betrachtet. Ganz abgesehen davon aber, daß ein guter makroskopischer Diagnostiker sehr wohl wissen wird, welche Stelle in einem großen Organ er für eine histologische Untersuchung auszuwählen hat, beeinflußt die richtige makroskopische Organdiagnose vielfach bereits den ganzen Gang einer Obduktion. Die Auffindung von kleinsten pyämischen Abscessen wird z. B. den Obduzenten dazu veranlassen, dem Venensystem ganz besondere Aufmerksamkeit zu widmen, um eine Thrombophlebitis als Ausgangspunkt aufzudecken. Wir möchten daher daran festhalten, daß die histologische Untersuchung von Organen in erster Linie von einer bestimmten, bei der makroskopischen Betrachtung aufgeworfenen Fragestellung auszugehen hat, die sie dann nach der einen oder anderen Richtung entscheidet. Das Mikroskop springt also gewissermaßen in der pathologischen Anatomie nur dort ein, wo für das unbewaffnete Auge Grenzen gesetzt sind. Da es aber Veränderungen gibt, die überhaupt nur mit dem Mikroskop festgestellt werden können, wird man je nach den gegebenen Möglichkeiten bei jedem Falle eine größere oder geringere Anzahl von Organen routinemäßig mikroskopisch untersuchen.

In ähnlicher Weise wie die Ergebnisse der mikroskopischen Untersuchung nehmen wir oft bei unserer makroskopischen Organdiagnostik die Ergebnisse chemischer und bakteriologischer Untersuchung vorweg. Auf Grund früherer Erfahrung können wir vielfach sagen, daß diese oder jene Beschaffenheit eines Organs oder einer Flüssigkeit auf bestimmte chemische Stoffe oder Bakterien zurückgehen wird.

II. Diagnose des ganzen Falles

In den meisten Fällen vermögen wir auf die eben geschilderte Weise so viele gesicherte Organdiagnosen zusammenzutragen, daß auf ihrer Grundlage eine erste Ausdeutung des ganzen Falles, eine erste pathologisch-anatomische Diagnose gewagt werden kann. Sie verfolgt das Ziel, alle die einzelnen Organveränderungen miteinander zu verknüpfen und die Abhängigkeiten in zeitlicher und ursächlicher Beziehung festzulegen, vergleichbar etwa einem Handwerker, der die zugerichteten, aber noch ungeordneten Bausteine nach einem bestimmten Plan zu einem sinnvollen Gebäude zusammenfügt. Dabei kann man entweder von der letzten tödlichen Erkrankung ausgehen und die Ursachenkette bis zur ersten Krankheit zurückverfolgen oder jene erste Grundkrankheit an die Spitze stellen und die aus ihr hervorgehenden weiteren Krankheiten ihr nachordnen. Gerade diese deutende Verknüpfung der beobachteten Erscheinungen zur pathologischen Diagnose ist von den zeitgebundenen Anschauungen und den Kenntnissen jedes einzelnen Obduzenten stark abhängig. Daher wird der Diagnose immer etwas Persönliches, Subjektives anhaften, im Gegensatz zum beschreibenden, unpersönlichen, objektiven Befundbericht.

Auf jeden Fall soll aus der Diagnose klar die Meinung des Obduzenten hervorgehen, wie er die ursächliche Verknüpfung der einzelnen beobachteten Krankheitserscheinungen auffaßt. Am sichersten ist dies gewährleistet, wenn er zum Schluß noch einmal das Grundleiden und die Todesursache besonders hervorhebt. Gewöhnlich bereitet es keine Schwierigkeiten, in einem gegebenen Falle das oder die Grundleiden zu benennen, wohl aber trifft das häufig für die Todesursache zu. Hören doch die Lebenserscheinungen nur selten ganz plötzlich auf, etwa wie bei einem schweren Unfall, der dann als Todesursache angegeben werden kann. Viel häufiger läuft in der Zeit vor dem Tode eine ganze Kette von physikalischen und chemischen Veränderungen im Organismus ab, die schließlich in den Tod mündet. Man kann also mit guten Gründen verschiedener Meinung sein, welches Glied der Kette man nun als Todesursache bezeichnen will. Vielfach wird dem Pathologen, der am Obduktionstisch die Elektrolytverschiebungen nicht sehen kann, freilich nichts anderes übrigbleiben, als so unbefriedigende Todesursachen anzugeben, wie „Herzversagen" oder „Gehirnlähmung". Wenn irgend möglich, sollte man aber doch ein anderes eventuell weiter zurückliegendes Glied der Kette hervorheben, denn eine jener zwei Feststellungen läßt sich in fast allen Fällen anwenden, da ja bekanntlich Gehirn und Herz die Eintrittspforten des Todes darstellen.

Oft genug ist aber auch ein erfahrener Obduzent und Diagnostiker nicht imstande, die Veränderungen an einem oder mehreren Organen mit freiem Auge sicher zu diagnostizieren. Handelt es sich um offenbar unwesentliche Nebenbefunde im Rahmen des Gesamtfalles, so wird man trotzdem eine abschließende Diagnose des Gesamtfalles wagen und die unsicher erscheinenden Organdiagnosen mit dem Beiwort „fraglich" erwähnen, d. h. ihre Klärung von der später erfolgenden mikroskopischen Untersuchung abhängig machen.

Betrifft die diagnostische Unsicherheit aber wesentliche Organveränderungen, wie etwa die Entscheidung, ob ein Lymphogranulom oder ein Sarkom vorliegt, dann ist es besser, überhaupt von einer abschließenden Diagnose des Gesamtfalles abzusehen und sich mit einer vorläufigen Diagnose zu begnügen, so lange, bis die histologische Klärung erfolgt ist. Sehr zu empfehlen ist es aber trotzdem, in dieser vorläufigen Diagnose die Vermutungen hinsichtlich der endgültigen Diagnose festzuhalten, die dann zur eigenen Belehrung von der mikroskopischen Untersuchung bestätigt oder widerlegt werden. Manchmal ermöglicht es allerdings ein in wenigen Minuten fertigzustellender histologischer Schnellschnitt (Gefrierschnitt) von einer wesentlichen Veränderung, dennoch den Umweg über die vorläufige Diagnose zu vermeiden und gleich die richtige abschließende Diagnose eines Falles zu stellen.

Es gibt aber auch Organveränderungen, die selbst der Geübte unmöglich mit freiem Auge erkennen oder auch nur vermuten kann, sondern höchstens aus gewissen Nebenumständen zu erschließen vermag, wie z. B. eine Encephalitis oder Myokarditis. Hier muß dann das Ergebnis der histologischen Untersuchung abgewartet werden, bevor die endgültige Diagnose gestellt werden kann.

III. Die Epikrise

Auch wenn uns auf Grund der makroskopischen und eventuell mikroskopischen Organdiagnose eine in allen wesentlichen Punkten richtige pathologisch-anatomische Diagnose geglückt ist, so bleibt dabei doch gewöhnlich noch immer die eine oder andere Frage offen, besonders was den Ablauf der festgestellten Krankheiten und krankhaften Veränderungen anlangt. Bei der Obduktion können wir ja ein zeitliches Vorher oder Nachher nur erschließen, indem wir sagen, daß nach unseren Kenntnissen die eine Veränderung zu ihrer Entwicklung so lange, eine andere aber längere oder kürzere Zeit gebraucht haben müsse und daß also die eine Veränderung offenbar vor oder nach der anderen eingetreten sei. Der klinische Arzt erlebt im Gegensatz dazu jene zeitliche Aufeinanderfolge von Krankheitszeichen unmittelbar am Krankenbett und hält sie in dem Krankenblatt auch schriftlich fest. Oft hat er auch Veränderungen gesehen, die jetzt nicht mehr feststellbar sind und als wichtiges Glied in der vom Pathologen aufgestellten Kette von Ursache und Folge fehlen oder gefordert werden müssen. Die abschließende Begutachtung eines Krankheitsfalles wird also erst dann vollständig sein, wenn der pathologisch-anatomische Befund mit den klinisch beobachteten Abläufen ganz in Einklang gebracht wurde. Eine solche abschließende Begutachtung, wir nennen sie Epikrise, sollte also stets gemeinsam mit dem Kliniker oder zumindest unter Berücksichtigung der Krankengeschichte abgefaßt werden. Sie stellt dann die letzte mit den derzeit zur Verfügung stehenden Mitteln und Kenntnissen erreichbare Deutung des vorliegenden Krankheitsfalles dar.

Anhang

I. Maße und Zahlen

Um krankhafte Abweichungen in der Beschaffenheit eines Organs richtig zu beurteilen, benötigt man als Bezugspunkt möglichst genaue zahlenmäßige Angaben über die normalen Verhältnisse. Im folgenden sind einige der wichtigsten dieser Zahlen angeführt, die in erster Linie dem Büchlein von RÖSSLE u. ROULET: ,,Maß und Zahl in der Pathologie", (Berlin, Julius Springer, 1932) entnommen sind. Für weitere Einzelheiten sei ausdrücklich auf dieses Werkchen verwiesen, das in jedem pathologischen Institut leicht zur Hand sein sollte.

Es ist von vornherein klar, daß die Norm sich jeweils nicht durch eine einzige Zahl ausdrücken läßt, da viele Faktoren sie abändern können:

Rasse und Gegend. Bei der Festsetzung der normalen Schwankungsbreite werden rassische Gegebenheiten und örtliche Bedingungen eine Rolle spielen, so daß an verschiedenen Stellen gewonnene Zahlen schon aus diesem Grund nicht ohne weiteres miteinander vergleichbar sind. So ist z.B. infolge der großen geographischen Verschiedenheiten der gewöhnlich angegebene Mittelwert von 30 g für die Schilddrüse beim Erwachsenen nur mit Vorbehalt zu verwenden.

Alter. Als selbstverständlich nehmen wir die altersbedingten Verschiedenheiten in den Maßen und Gewichten sowohl des Gesamtorganismus wie der einzelnen Organe hin. Für manche Organe ist in den folgenden Tabellen dem Rechnung getragen, indem mehrere Angaben den Anstieg von der Geburt bis zum Erwachsenenalter und den Abfall im Greisenalter berücksichtigen. In anderen Fällen mag es in diesem Rahmen genügen, wenn bloß das Gewicht beim Neugeborenen und Erwachsenen angegeben wird.

Geschlecht. Im allgemeinen liegen die Zahlen der männlichen Individuen näher der oberen, die für die zierlichen weiblichen Individuen näher der unteren Grenze der angegebenen Schwankungsbreite.

Individuelle Verschiedenheiten. Auch bei Individuen gleicher Rasse, gleichen Alters, gleichen Geschlechtes, in der gleichen Örtlichkeit schwanken mit der Körpergröße und Gewicht auch die Maße für die inneren Organe.

Schließlich können manche Organgewichte durch *agonale Vorgänge* so stark beeinflußt sein, daß ihre Feststellung so gut wie wertlos wird, wie z.B. das der Lungen infolge Ödem und Hypostase.

Im Angesicht so vieler Variablen könnte die Angabe jeweils bloß eines mittleren normalen Gewichtes oder Maßes allzu leicht zu der Vorstellung verführen, daß jede Abweichung von dieser Zahl schon etwas Krankhaftes darstellte. Im folgenden sind daher mit Vorliebe die Schwankungsbreiten in abgerundeten, aus verschiedenen Tabellen entnommenen Zahlen wiedergegeben, die zu einer ersten Orientierung völlig ausreichen. Für eine wissenschaftliche Bearbeitung wird man zu den ausführlicheren Werken greifen müssen.

Tabelle 1

	Körperlänge in cm	Körpergewicht in kg
Neugeborenes	50	3,25—3,50
5 Jahre	103	16
10 Jahre	130	25,5
15 Jahre	160	41
20—34 Jahre	170—180	70—80

Körperlänge. Der normalen Körperlänge räumt man in Mitteleuropa eine Schwankungsbreite zwischen 120 und 200 cm ein und bezeichnet kleinere Individuen als Zwerge, größere als Riesen. Die Abhängigkeit der Körperlänge vom Alter zeigt die obenstehende Tab. 1 nach BOUCHARD.

Körpergewicht. Entsprechend der großen Variabilität der Körperlänge schwankt auch das normale Körpergewicht. Nach einer Faustregel soll das normale Körpergewicht etwa so viel in Kilogramm betragen als die Körperlänge 100 cm überschreitet, also z.B. für einen 170 cm großen Menschen etwa 70 kg. Eine genauere Korrelation ergibt die folgende Tab. 2 nach STRATZ und Tab. 1.

Länge und Gewicht des Fetus erlauben gewisse Rückschlüsse auf das Alter. Nach der Haaseschen Formel entspricht die Körperlänge in Zentimeter bis zum 5. Schwangerschaftsmonat dem Quadrat der Lunarmonate, von da ab der Zahl der Lunarmonate, multipliziert mit 5 (siehe Tab. 3).

Leber. Das vom Alter abhängige normale Lebergewicht geht aus Tab. 4 hervor. Es beträgt durchschnittlich etwa 2,5—2,8% des Körpergewichtes.

Tabelle 2

Körperlänge in cm	Körpergewicht in kg	Körperlänge in cm	Körpergewicht in kg
140	45,81	170	70,69
145	50,05	175	74,11
150	54,32	180	77,42
155	58,60	185	80,73
160	62,15	190	84,11
165	67,06	195	87,48

Herz. Das vom Alter abhängige *Herzgewicht* geht aus der Tab. 4 hervor, wobei man bedenken muß, daß durch verschiedene Abtrennung des Herzens an den großen Gefäßen bereits Verschiedenheiten entstehen können. Im allgemeinen ist das Verhältnis von Herzgewicht zu Körpergewicht wie etwa 1:200. Erwachsene Frauen haben durchschnittlich ein um etwa 20 g niedrigeres Herzgewicht als Männer.

Die *Dicke der linken Kammerwand* wird etwa in der Mitte der Kammer gemessen, wobei man Papillarmuskel und subepikardiales

Tabelle 3

Lunarmonat	Durchschnittliche Länge in cm	Durchschnittliches Gewicht in g
1	1	
2	4	
3	9	35
4	16	100
5	25	300
6	30	700
7	35	1200
8	40	1700—1750
9	45	2000—2500
10	50	3000—3500

Tabelle 4. *Organgewichte*

	Leber g	Herz g	Milz g	Nieren g
Geburt	110— 140	21— 23	9— 11	22— 25
1 Jahr	300— 380	50— 60	30— 40	65— 80
5 Jahre	450— 600	90—100	45— 55	100—110
10 Jahre	800—1100	120—180	75— 85	120—170
20 Jahre	1300—1500	250—290	120—150	250—280
Erwachsener	1500—1700	270—320	120—150	250—280
Greis	1200—1500	310—360	100—120	210—260

Fettgewebe nicht mitrechnen darf. Sie beträgt beim Erwachsenen 13—15 mm und ist im dilatierten Herz geringer, im kontrahierten Herzen größer. Als Faustregel kann man sich merken, daß der Blutdruck gemessen an der Höhe der Quecksilbersäule etwa das Zehnfache der Wanddicke der linken Kammer beträgt. Die Wand der *rechten Kammer* messen wir an ihrem Ausströmungsteil am Conus pulmonalis. Sie beträgt 3—4 mm.

Der *Umfang der Klappen* bzw. des Klappenringes beträgt bei Erwachsenen für das

Aortenostium	5,5— 7,5	cm
Pulmonalostium	6,5— 8	cm
Mitralostium	9 —10	cm
Tricuspidalostium	10 —12	cm

Milz. Das vom Alter abhängige Gewicht der Milz geht aus Tab. 4 hervor. Es ist bei Männern und Frauen nicht wesentlich verschieden.

Niere. Die vom Alter abhängigen *Gewichte* der Niere gehen aus Tab. 4 hervor. Zur Gewichtsbestimmung ist die Kapsel abzuziehen und das Nierenbecken knapp am Hilus abzutrennen. Die Gewichte sind bei Frauen nur wenig geringer als bei Männern, im Durchschnitt etwa um 15 g. Die linke Niere ist in der Regel etwas (im Mittel 19 g) schwerer als die rechte. Mit 35 Jahren ist das höchste Nierengewicht erreicht, später nimmt es wieder ab.

Die normalen *Maße* einer Erwachsenenniere sind: größte Länge 11—12 cm, größte Breite 5—6 cm, größte Dicke 3—4 cm.

Gehirn. Das Gehirn (Großhirn zusammen mit Kleinhirn und Leptomeningen) wiegt bei erwachsenen Männern 1200—1600 g. Mittel 1400 g, höchstes Normalgewicht 1700 g, niedrigstes 1100 g; bei erwachsenen Frauen schwankt das Gewicht zwischen 1100 g und 1450 g (Mittel 1275 g, höchstes Normalgewicht 1550, niedrigstes 1050 g). Das Gehirngewicht nähert sich verhältnismäßig früh seinem Endgewicht, wie die folgenden Zahlen zeigen.

Neugeborenes	360— 390 g
1 Jahr	940— 970 g
5 Jahre	1260—1410 g

Thymus. Das Gewicht des Thymus ist besonders großen Schwankungen unterworfen, da er sich einerseits bei Infektionskrankheiten schnell zurückbilden kann, andererseits manchmal auch besonders lange persistiert. Folgende Gewichte werden als normal angegeben.

	Neugeborenes	11—13 g
	1— 5 Jahre	15—22 g
	6—10 Jahre	19—24 g
	11—15 Jahre	20—25 g
	16—20 Jahre	12—19 g
	21—25 Jahre	10—14 g
	26 Jahre und darüber	1— 6 g
Hoden.	Neugeborenes	1 — 5 g
	6—12 Jahre	2,5— 3,5 g
	13—17 Jahre	18 —22 g
	21—80 Jahre	32 —35 g
Ovarium.	Neugeborenes	0,2 g
	6—10 Jahre	2,0—2,4 g
	11—20 Jahre	6,5—8,0 g
	21—40 Jahre	9,5—12 g
	40—50 Jahre	7 —8 g
	50 Jahre und darüber	3,5—5,5 g
Hypophyse.	Erwachsener	0,6—8 g
Nebenniere.	Erwachsener	12 —14 g
Pankreas.	Erwachsener	85 —90 g

II. Beispiele von Sektionsprotokollen

Die unten wiedergegebenen pathologisch-anatomischen Befundberichte und Diagnosen sind absichtlich aus dem alltäglichen Leichenöffnungsgut entnommen und nicht besonders für den Zweck der Veröffentlichung bearbeitet. Sie können daher nur für den ,,durchschnittlichen" Befund eines Institutes als Beleg und Richtlinie dienen. Da darauf verzichtet wurde, klinische Daten anzugeben, mußte auch die Epikrise entfallen. Beide Befunde stammen aus dem pathologischen Institut der Deutschen Karlsuniversität in Prag.

Leichenöffnung Nr. 1396/43

Befundbericht

Besichtigung der Leiche. 153 cm große, 42 kg schwere, eher zart gebaute weibliche Leiche. Über dem Rücken nicht wegdrückbare Totenflecke. Über dem Kreuzbein ein handtellergroßes Geschwür der Haut, in dessen Bereich die Muskulatur jauchig stinkend zerfallen ist. Die Haut leicht gelblich gefärbt, besonders im Bereich des Gesichtes und des Rumpfes. Das subcutane Fettpolster so gut wie völlig geschwunden, die Muskulatur schmächtig. Die Totenstarre nur in den unteren Extremitäten etwas angedeutet. Haupthaar dicht, weiß, die Augen in die Höhlen zurückgesunken, um die Hornhäute ein schmaler, weißer undurchsichtiger Ring. Die Zähne völlig fehlend, die Alveolarfortsätze geschwunden. Die Schilddrüse nicht tastbar, keine vergrößerten Lymphknoten in den Achselhöhlen und Supraclaviculargruben. Der Brustkorb schmal, in seinen unteren Abschnitten, besonders rechts aufgetrieben. Die Mammae klein, geschrumpft. Die Bauchdecken über dem Thoraxniveau. Unter dem rechten Rippenbogen eine derbe Resistenz tastbar. Auf den Bauchdecken die Venenzeichnung in Form schmaler bräunlicher Streifen zu erkennen.

Schädel. Die Dura ziemlich fest mit dem Schädeldach verwachsen, das knöcherne Schädeldach etwa 5 mm dick, die Diploe überall gut erhalten. Die Dura schlaff, ihre Innenfläche glatt. Die Durasinus von flüssigem Blut erfüllt. In den basalen Hirnarterien weißlich-gelbe Einlagerungen. Die weichen Hirnhäute überall zart und durchsichtig. Die Hirnsubstanz auf den Schnittflächen feucht glänzend, die Ventrikel etwas erweitert, an Groß- und Kleinhirn keine besonderen krankhaften Veränderungen.

Bauch- und Brustsitus. Im Bereiche der Bauchdecken eine wenige Millimeter dicke, ockergelbe subcutane Fettschicht. Die Leber reicht mit ihrem derbknolligen Rand handbreit über den rechten Rippenbogen vor, die Darmschlingen dadurch nach unten verlagert. Die Flexura hepatica mit der Leberunterfläche in der Gallenblasengegend fest verwachsen. In der rechten Leistengegend eine für zwei Finger eingängige fingerlange peritoneale Ausstülpung. Einzelne miteinander verwachsene Dünndarmschlingen verwehren den Einblick in das kleine Becken. Zwerchfellstand rechts in der Höhe der dritten, links in der Höhe der fünften Rippe.

Die Rippenknorpel gut schneidbar, die knöchernen Anteile der Rippen brechen bei geringem Druck leicht ein. Die linke Lunge strangförmig über Spitze und Unterlappen angewachsen. Die rechte Lunge durch das hochstehende Zwerchfell nach oben verdrängt. In der rechten Pleurahöhle 350 cm^3 einer leicht getrübten blutigen Flüssigkeit. Der Herzbeutel in einem handtellergroßen Gebiet freiliegend. In der Herzbeutellichtung ein Eßlöffel gelblicher Flüssigkeit.

Hals- und Brustorgane. An Stelle der Tonsillen strahlige, weißliche, von Schleimhaut überzogene Narben. Die Schleimhaut der Speiseröhre mit weißlich gelben, offenbar erbrochenen Massen bedeckt. Die linke Glandula submaxillaris vergrößert, aus ihren Ausführungsgängen läßt sich auf der Schnittfläche gelblichrahmiger Eiter auspressen. In der Trachea kein fremder Inhalt, ihre Schleimhaut, sowie die Schleimhaut der Bronchien blaß, graurot. Das Herz von der Größe der Leichenfaust. Die Herzhöhlen enthalten Cruor und Speckhautgerinnsel, die Schließungsräume der Zipfelklappen etwas weißlich verdickt, die Sehnenfäden jedoch zart einstrahlend. In der Vorderwand der linken Kammer streifige und fleckenförmige weißliche Stellen. Die Wand der linken Kammer etwa 14 mm dick, das Herzfleisch braunrot. In der Intima der Kranzschlagadern zahlreiche gelbliche und verkalkte Einlagerungen, die die Lichtung einengen. Die Schilddrüse verkleinert, die Schnittfläche feinstkörnig und von gelbbrauner Farbe. Der rechte Lungenunterlappen vollkommen luftleer, von fleischiger Beschaffenheit, auf der Schnittfläche dunkelrot. Der rechte Lungenoberlappen und die linke Lunge stark gebläht, besonders in den vorderen randlichen Anteilen, wo auch Fingereindrücke bestehen bleiben.

Bauchorgane. Die Milz von gewöhnlicher Größe, an der Kapseloberfläche weißliche fleckige Verdickungen; die Schnittfläche dunkelrot, die Zeichnung gut erkennbar, von der Schnittfläche kein besonderer Saft abstreifbar. Pankreas o. B. Der Anfangsteil des Duodenum mit der Leberunterfläche so fest verwachsen, daß er nur scharf gelöst werden kann. Im Ductus choledochus ein erbsgroßes, facettiertes Konkrement. Zahlreiche bis kirschkerngroße facettierte Konkremente in der Lichtung der Gallenblase. Ihre Wand von markigem weißlichem Aftergewebe durchsetzt, das zum Teil oberflächlich zerfällt, zum Teil die Lichtung, besonders in der Gallenblasenmitte und im Fundus vollständig ausfüllt. Dieses Aftergewebe setzt sich unmittelbar auf die Leber bis zu einer Tiefe von 3—4 cm fort und baut auch in sich geschlossene, zentral zerfallende Knoten von bis Mannsfaustgröße inmitten des Leberparenchyms auf. Die Hauptmasse der Knoten sitzt im rechten Leberlappen, einige kleinere finden sich im linken Leberlappen. Im kleinen Netz eine von markig-weißlichen Massen durchwachsene Lymphdrüse. In der Intima der Bauchaorta weißlich gelbe Flecken und Kalkplatten. Die Mastdarmschleimhaut zart. Die rechte Nebenniere an der Leberunterfläche plattgedrückt, die rechte Niere tiefer stehend als die linke. Beide Nieren klein, die Kapsel leicht abziehbar, die Oberfläche etwas gehöckert, das Parenchym blaß gelbbraun, fest. Die Schleimhaut der Nierenbecken und der Harnblase o. B. Am Boden des Douglasschen Raumes sowie des Cavum vesico-uterinum werden auf dem Peritoneum nach Lösung von Verwachsungen zwischen Dünndarmschlingen markige, derbe, auf der Schnittfläche grauweiße Massen sichtbar. Die Schleimhaut des Uterusfundus düster rot, beide Eierstöcke auf Erbsengröße geschrumpft, sehr hart. An der unteren Brustwirbelsäule konsolenartig vorspringende und die Zwischenwirbelscheiben überbrückende Höcker.

Pathologisch-anatomische Diagnose

Auf die Leber übergreifendes Carcinom der Gallenblase, Subikterus der Haut. Krebsige Durchwachsung einer Lymphdrüse im kleinen Netz, Metastasen auf dem Peritoneum des kleinen Beckens, knotige hämatogene Metastasen in allen Leberlappen. Cholelithiasis. Zwerchfellhochstand rechts. Rechtsseitiger Hydrothorax (350 cm^3). Atelektase des rechten Lungenunterlappens. Arteriosklerose der Kranzschlagadern. Schwielen in der Wand der linken Herzkammer. Sklerose der basalen Hirnarterien und der Bauchaorta. Leistenbruchtasche rechts. Verwachsung von Dünndarmschlingen. Eitrige ascendierende Entzündung der linken Glandula submaxillaris. Osteoporose der Rippen. Spondylosis deformans der Brustwirbelsäule. Decubitus über dem Kreuzbein. Apoplexia uteri. Allgemeine Abzehrung.

Grundleiden: Gallenblasencarcinom.

Todesursache: Kachexie, Decubitus.

Leichenöffnung Nr. 159/44
Befundbericht

Besichtigung der Leiche. 159 cm große, 59 kg schwere männliche Leiche. Die Haut blaßrötlich, am Rücken nicht wegdrückbare Totenflecke. Fettpolster weitgehend geschwunden, Muskulatur schmächtig. Totenstarre an den oberen und unteren Extremitäten vorhanden, am Kiefer fehlend. Kopfbehaarung ziemlich dicht, grau meliert. Rechte Pupille weiter als die linke, beide kreisrund. Die linke Hornhaut eingesunken, am Rande beider Hornhäute ein grauer undurchsichtiger Ring. Die Bindehaut blaßrötlich. Aus der linken Nasenöffnung fließt etwas Blut ab. Die Mundschleimhaut blaßrosa. Das Gebiß sehr defekt. Hals schmal, Schilddrüse nicht tastbar, keine tastbaren Drüsen in der Supraclaviculargrube und Axilla. Am Rumpf vereinzelte stecknadel- bis linsengroße braune Flecken in der Haut. Brustkorb faßförmig, der epigastrische Winkel stumpf. Brust- und Bauchhaut stark behaart. Am Penis keine Narben. Beide unteren Extremitäten angeschwollen, Fingereindrücke bleiben bestehen.

Schädel. Das Schädeldach mesocephal, 4—5 mm dick, die Diploe überall erhalten. An der Schädelinnenfläche tiefe, den Pacchionischen Granulationen entsprechende Gruben. Die Dura ziemlich gut gespannt, im Sinus sagittalis superior und in dem basalen Sinus flüssiges Blut. Die weiche Hirnhaut über der Konvexität beider Hemisphären weißlich verdickt und undurchsichtig. Die Hirnwindungen schmal, die Furchen besonders an den Stirnlappen etwas verbreitert, von klarem Liquor erfüllt. In den basalen Hirnarterien einzelne gelblich-weißliche Einlagerungen. Die Hirnventrikel etwas erweitert, von klarem Liquor erfüllt, das Ependym glatt. Im linken Operculum in einem etwa 2 cm großen rundlichen Gebiet die Hirnsubstanz von der Rinde bis zu etwa 3 cm Tiefe erweicht, von der Schnittfläche hier ein weißlich gelber Saft abstreifbar. Die übrige Hirnrinde graubraun. Die Trommelhöhlen und Nebenhöhlen ohne krankhaften Inhalt.

Brust- und Bauchsitus. Die Leber etwa drei Finger breit den Rippenbogen überragend, das Netz nach oben an das Colon zurückgezogen, die Darmschlingen etwas gebläht, die Appendix medial gelegen, frei beweglich, das Peritoneum überall glatt, keine freie Flüssigkeit im Bauchraum. In der rechten Leiste ein 12 cm langer, für einen Finger gut eingängiger Bruchsack. Zwerchfellstand rechts in der Höhe der fünften, links in der Höhe der sechsten Rippe. Die Rippenknorpel verkalkt. Die Lungen überdecken den Herzbeutel bis auf einen kaum handtellergroßen Bezirk und sinken wenig zurück. Die rechte Lunge frei, in der Pleurahöhle 150 cm^3 einer rötlich-gelben, leicht getrübten Flüssigkeit. Die linke Lunge vollkommen angewachsen. Im Herzbeutel etwa 10 cm^3 einer klaren, gelblichen Flüssigkeit. Die Serosa vollkommen glatt.

Hals- und Brustorgane. In den Tonsillen weißliche narbige Züge. Speiseröhre o. B. In der Trachea und den Hauptbronchien blutig schleimiger, zum Teil auch schaumiger Inhalt, die Schleimhaut rötlich. Die Trachea in ihrem mittleren Anteil säbelscheidenförmig eingeengt, die Trachealknorpel hier starr, verkalkt. Die Schilddrüse von normaler Größe und Form, die Schnittfläche braunrot, nur wenig kolloidglänzend. Das Herz bedeutend größer als die Leichenfaust, die Wand der rechten Kammer 6 mm dick, die Trabekel verbreitert und bandförmig abgeplattet, die Klappen des rechten Herzens vollkommen zart. Die Wand der linken Kammer 20 mm dick, die Trabekel abgeflacht, die Lichtung erweitert. Die Mitralklappen zart, im Herzfleisch der linken Kammer einzelne weißliche Schwielen. Beide Vorhöfe stark erweitert und ebenso wie die Kammern von Cruorgerinnseln erfüllt. In der Intima der Brustaorta zahlreiche beetartig vorspringende gelbliche Herde, die zum Teil geschwürig zerfallen sind. Unmittelbar oberhalb der Aortenklappen die Intima weißlich verdickt und gefädelt, hie und da zwischen den weißlichen Stellen rötliche Einsenkungen aufweisend. Diese letzteren Veränderungen lassen sich bis in die Brustaorta verfolgen, sie schneiden aber scharf an der Abgangsstelle der großen Halsgefäße ab. Der Abgang der linken Arteria carotis communis durch weißliche Intimaverdickungen eingeengt. Das Ostium der rechten Kranzschlagader durch ebensolches Gewebe vollkommen verschlossen, das der linken schlitzförmig eingeengt. In der Intima der Kranzschlagadern weißlich gelbe, zum Teil verkalkte Einlagerungen. Die Aortenklappen an den Commissurenstellen mit der Intima verwachsen und dadurch auf etwa 2—3 mm auseinandergewichen. Die Aorta ascendens gleichmäßig erweitert. Von der Schnittfläche der Lungen schaumige Flüssigkeit abstreifbar, die Farbe des Parenchyms graurot, mit einem Stich ins Bräunliche. Der rechte Unterlappen in den unteren und hinteren Anteilen luftleer, von festerer Beschaffenheit, die Schnittfläche

uneben, indem einige rundliche, zum Teil lobulär begrenzte Herde von körniger Oberfläche vorspringen.
Bauchorgane. Die Milz deutlich vergrößert, die Kapsel glatt, auf der Schnittfläche die Zeichnung deutlich, die Farbe dunkelrot, die Konsistenz hart, Pulpa nicht abstreifbar. Die Magenschleimhaut graurot. Im Antrum einzelne Blutaustritte. Pankreas von richtiger Größe und normaler Beschaffenheit. Die abführenden Gallenwege gut durchgängig, ihre Schleimhaut zart. In der Gallenblase gelbliche, trübe Galle, sowie ein weiches, kirschgroßes, schwarzbraunes Konkrement. Zwei ebenso große Konkremente von der narbig veränderten Wand des Gallenblasenfundus fest umschlossen. Die Leber vergrößert, ihre Oberfläche glatt, auf der Schnittfläche deutliche Acinuszeichnung: die Lücken eines hellbraunen Netzwerkes sind von dunkelroten einsinkenden Flecken und Streifen eingenommen. In der Bauchaorta grundsätzlich dieselben Veränderungen wie in der Brustaorta, die weißlichen Veränderungen der Intima reichen allerdings nur bis zum Abgang der Nierenarterien. An der Teilungsstelle der Aorta und in den Arteriae iliacae besonders reichliche, geschwürig zerfallende, gelbliche Herde. Der Mastdarm und After o.B. In der Nebenniere beiderseits bis kirschgroße, buttergelb gefärbte Inseln im Bereich der sonst graubraunen Rinde. Die Nierenkapsel leicht abziehbar. An der Nierenoberfläche zackig begrenzte flache Einziehungen von roter Farbe. Das Parenchym der Nieren mit deutlicher Rinden- und Markzeichnung, seine Farbe im allgemeinen braunrot, die Konsistenz etwas vermehrt. Im oberen Pol der rechten Niere ein apfelgroßer Knoten von bunter Schnittfläche: fleckige, buttergelbe Bezirke wechseln mit weißen Streifen und ganz weichen grauroten, zum Teil zerfallenden Bezirken ab. An einer Stelle reicht dieses Gewebe bis in das Nierenbecken hinein. In der linken Niere eine mandarinengroße und mehrere kleinere glattwandige, mit klarer Flüssigkeit erfüllte Cysten. Die Schleimhaut der Nierenbecken und die Harnblasenschleimhaut zart. Die Prostata vergrößert, auf der Schnittfläche unscharf begrenzte, rundlich knollige Gebiete vorspringend. In der Tunica vaginalis propria des rechten Hodens vermehrte klare Flüssigkeit. Die Hoden selbst ohne Besonderheiten. Die Schleimhaut des Dickdarms herdweise braunfleckig, wie marmoriert, die übrige Schleimhaut des Darmtraktes o.B.
  In den Wirbelkörpern graurötliches Knochenmark.

Pathologisch-anatomische Diagnose

Mesaortitis luica von der Aortenwurzel bis in die Bauchaorta reichend mit Verschluß des rechten Coronarostiums und Einengung des linken Coronarostiums, sowie Verwachsung der Aortenklappen und dadurch bedingter Insuffizienz. Leichte diffuse aneurysmatische Ausweitung der Aorta ascendens, Einengung der Abgangsstelle der linken Art. carotis communis. Hypertrophie und Dilatation beider Herzkammern und der Vorhöfe. Ödem und Stauung der Lungen, Stauung der Leber, Milz und Nieren. Hydrothorax rechts (150 cm^3). Ödem beider unteren Extremitäten. Bronchopneumonie im rechten Unterlappen. Sklerose der basalen Hirnarterien, Erweichungsherd im linken Operculum. Sklerose der Kranzschlagadern, Schwielen in der Wand der linken Kammer. Schwere, geschwürig zerfallende Sklerose der Brust- und Bauchaorta, sowie der Arteriae iliacae. Arteriosklerotische Narben der Nierenoberfläche. In das Nierenbecken eingebrochenes Hypernephrom der rechten Niere. Cholelithiasis mit zum Teil im Gallenblasenfundus eingewachsenen Cholesterinpigmentsteinen. Hydrocele rechts. Cysten der linken Niere. Rechtsseitiger Leistenbruchsack. Vollkommene bindegewebige Verödung der linken Pleurahöhle. Mäßige Atrophie des Gehirns mit Hydrocephalus externus und internus. Adenomyomatose der Prostata. Verfettete Adenome der Nebennierenrinde. Senile Säbelscheidentrachea. Narben der Tonsillen. Pseudomelanose des Dickdarms.

Grundleiden: Mesaortitis luica.

Todesursache: Pneumonie, Herzinsuffizienz.

III. Vorlagen zum Einzeichnen von Befunden

Skizzen 1—12

Skizze 1

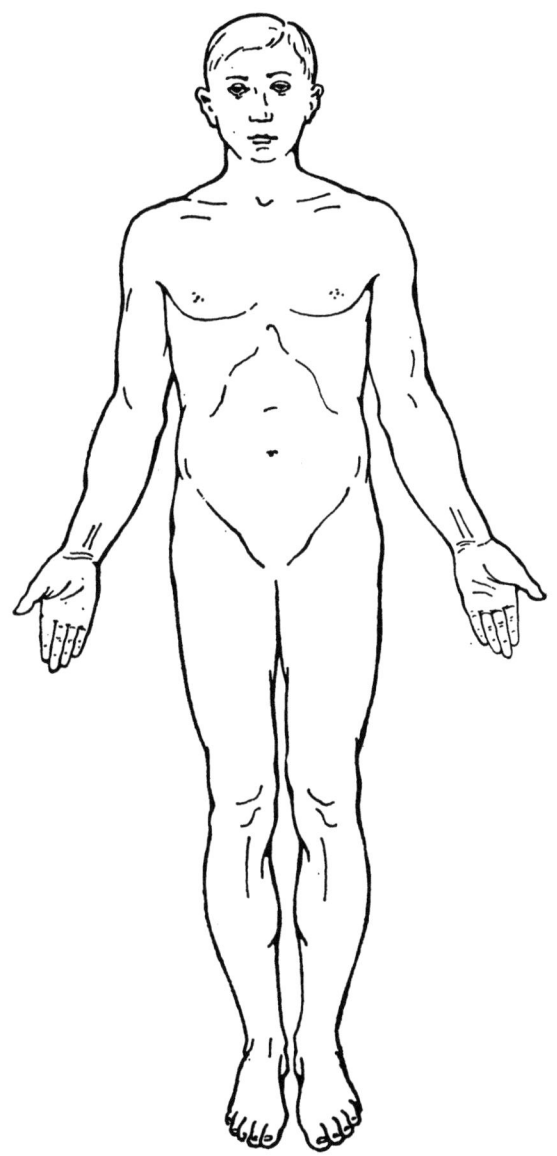

Hamperl, Leichenöffnung, 4. Aufl. Springer-Verlag, Berlin · Heidelberg · New York

Skizze 2

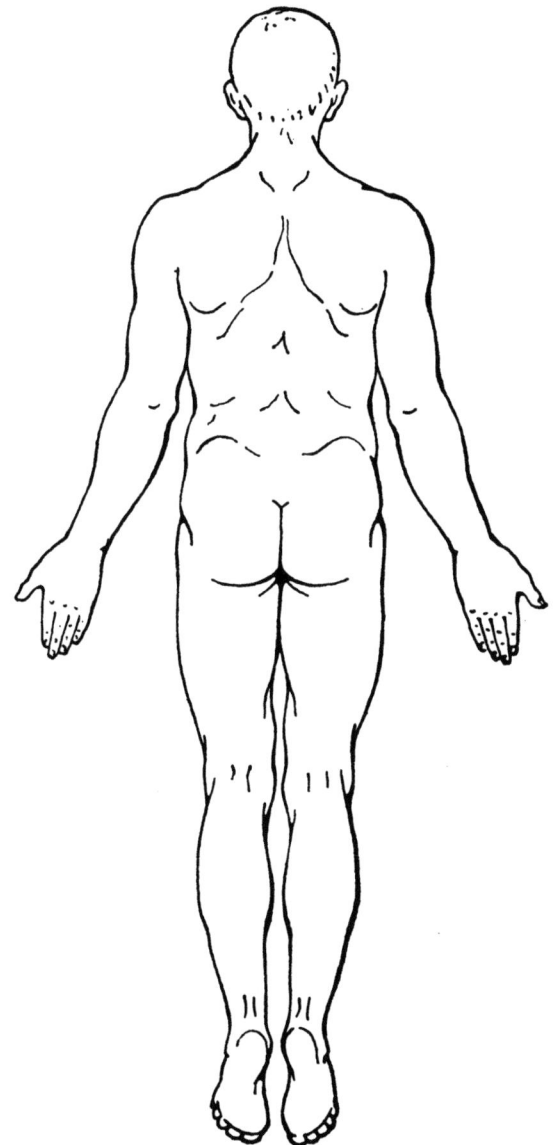

Hamperl, Leichenöffnung, 4. Aufl.   Springer-Verlag, Berlin · Heidelberg · New York

Skizze 3

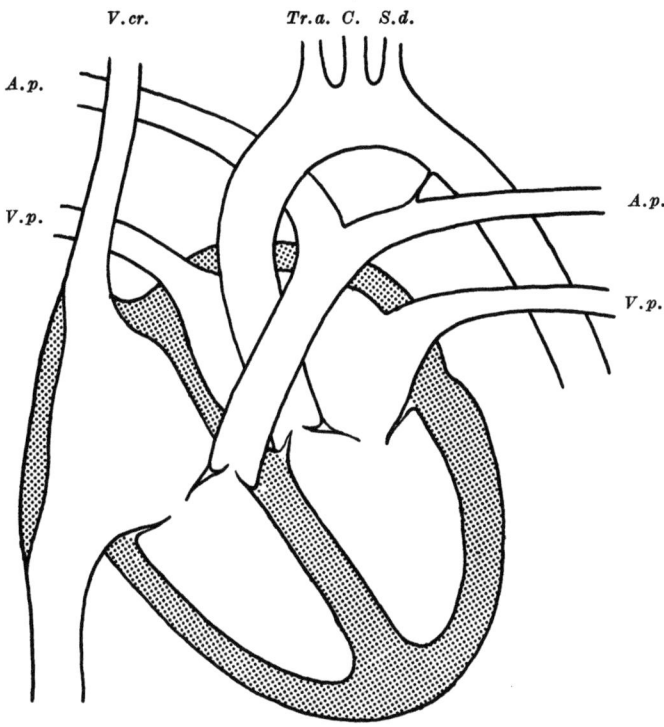

Schema des Herzens. *A.p.* Art. pulmonalis dextra bzw. sinistra; *C.* Art. Carotis communis sinistra; *S.d.* Art. subclavia sinistra; *Tr.a.* Truncus anonymus; *V.can.* Vena cava caudalis; *V.cr.* Vena cava cranialis; *V.p.* Vena pulmonalis dextra bzw. sinistra

Hamperl, Leichenöffnung, 4. Aufl.   Springer-Verlag, Berlin · Heidelberg · New York

Skizze 4

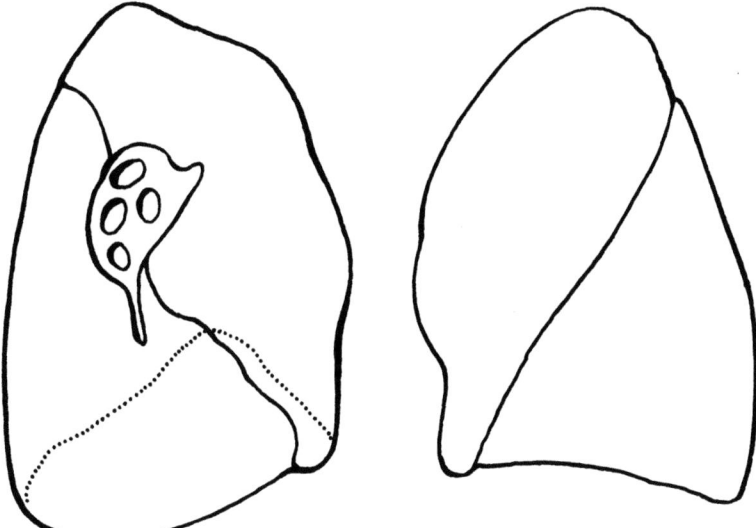

Linke Lunge (Facies diaphragmatica durch Punktierung begrenzt)

Hamperl, Leichenöffnung, 4. Aufl.   Springer-Verlag, Berlin · Heidelberg · New York

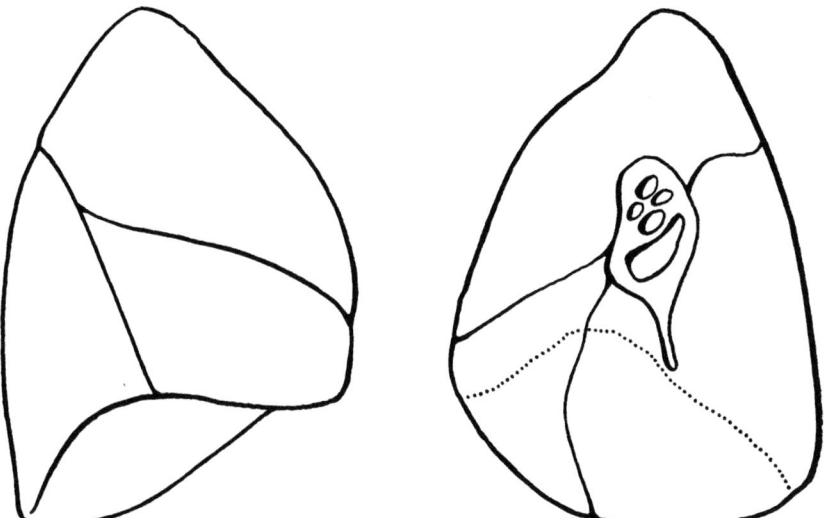

Rechte Lunge (Facies diaphragmatica durch Punktierung begrenzt)

Skizze 6

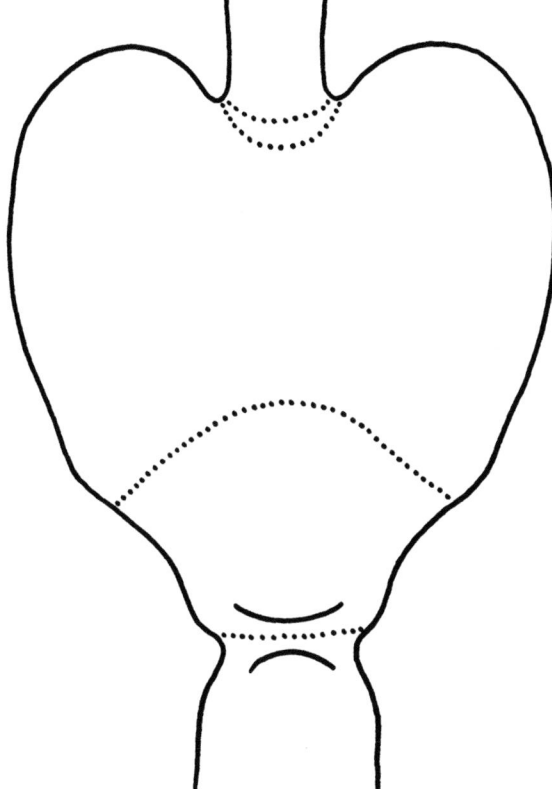

Magen (Schleimhautgrenzen punktiert)

Hamperl, Leichenöffnung, 4. Aufl.   Springer-Verlag, Berlin · Heidelberg · New York

Skizze 7

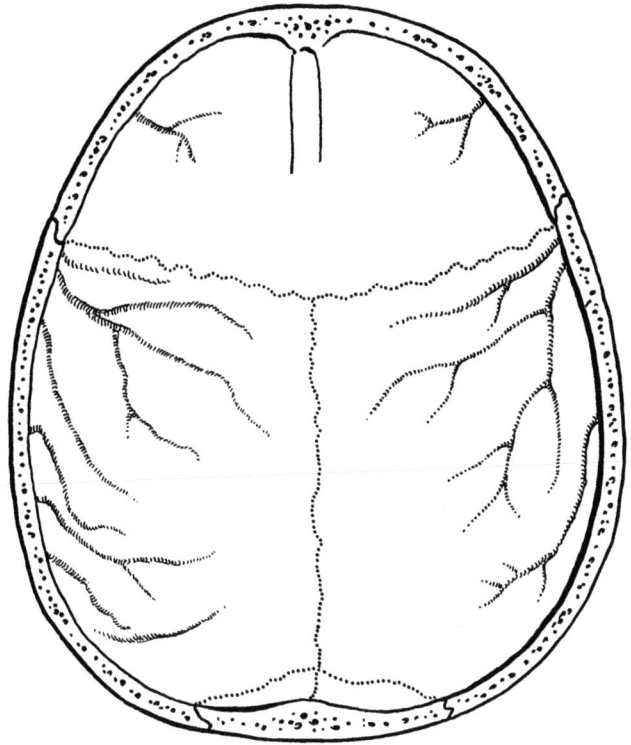

Schädeldach (Nähte punktiert)

Skizze 8

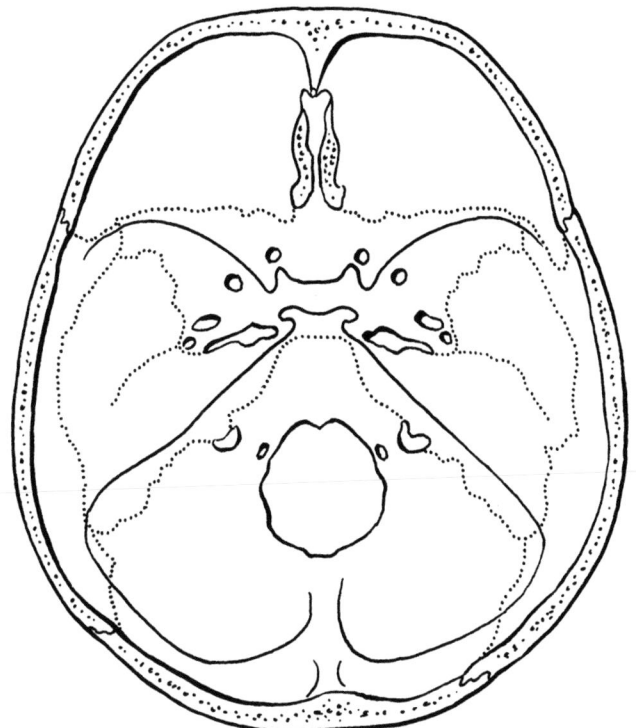

Schädelbasis (Nähte punktiert)

Hamperl, Leichenöffnung, 4. Aufl.   Springer-Verlag, Berlin · Heidelberg · New York

Skizze 9

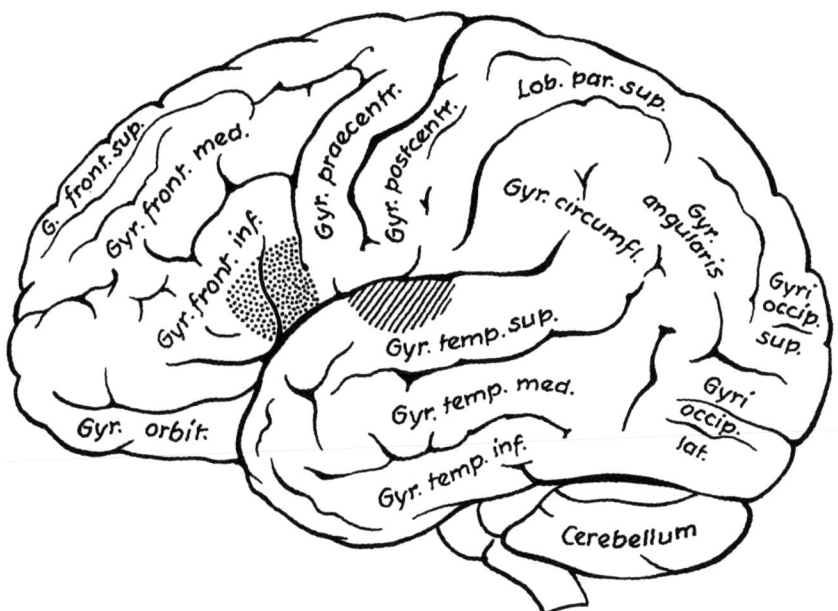

Gehirn (seitlich). Punktiert: Brocasches Sprachzentrum;
schraffiert: Wernickesches Sprachzentrum

Hamperl, Leichenöffnung, 4. Aufl.   Springer-Verlag, Berlin · Heidelberg · New York

Skizze 10

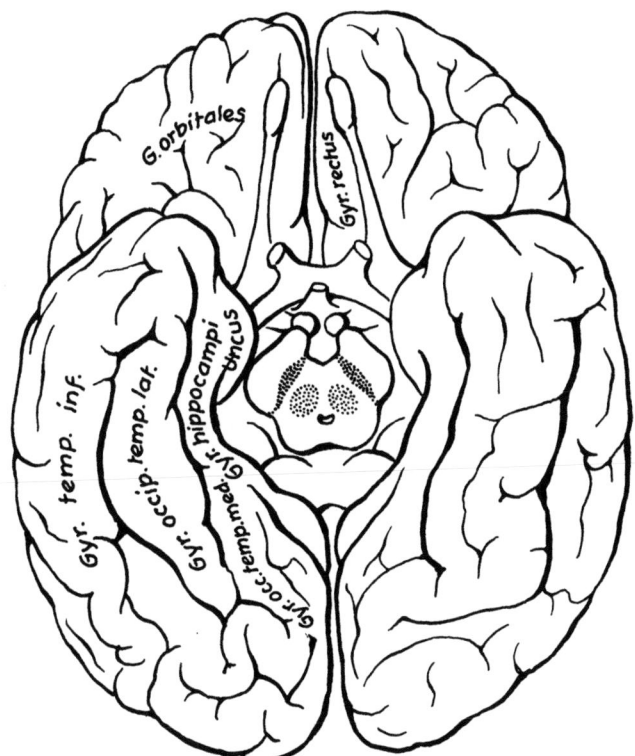

Gehirnunterseite (nach Abtrennung des Kleinhirns)

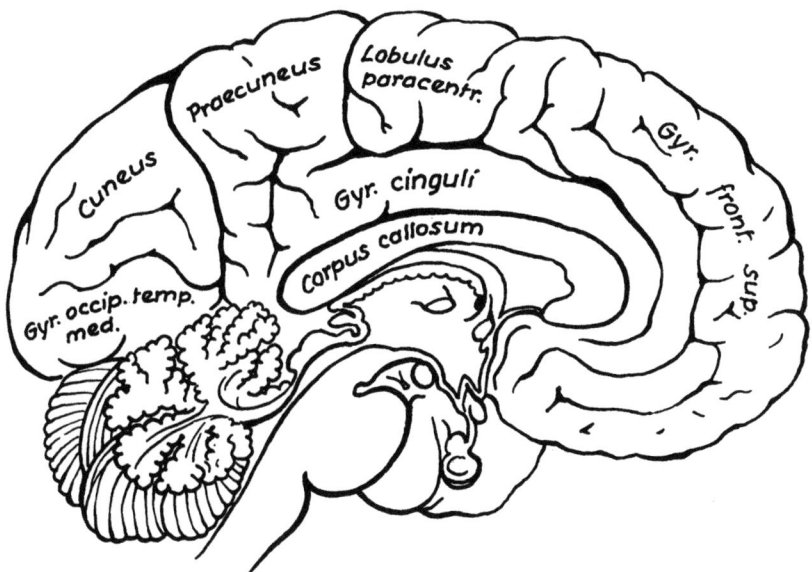

Gehirn. Median-Sagittalschnitt

Skizze 12

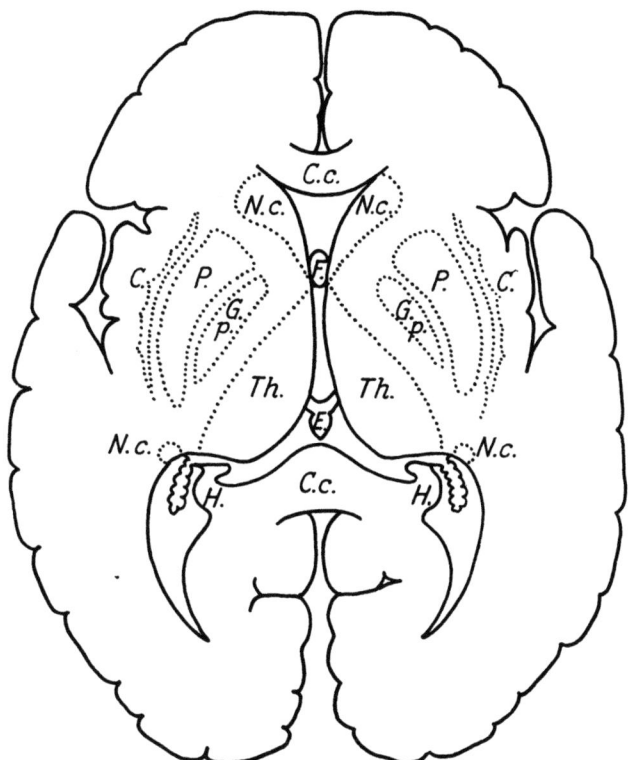

Gehirn (Horizontalschnitt). *C.* Claustrum; *C.c.* Corpuscallosum; *E.* Epiphyse; *F.* Fornix; *G.p.* Globus pallidus; *H.* Hippocampus; *N.c.* Nucleus caudatus; *P.* Putamen; *Th.* Thalamus

Hamperl, Leichenöffnung, 4. Aufl.   Springer-Verlag, Berlin · Heidelberg · New York

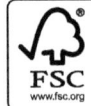

MIX
Papier aus verantwortungsvollen Quellen
Paper from responsible sources
FSC® C105338

If you have any concerns about our products,
you can contact us on
ProductSafety@springernature.com

In case Publisher is established outside the EU,
the EU authorized representative is:
Springer Nature Customer Service Center GmbH
Europaplatz 3, 69115 Heidelberg, Germany

Printed by Libri Plureos GmbH
in Hamburg, Germany